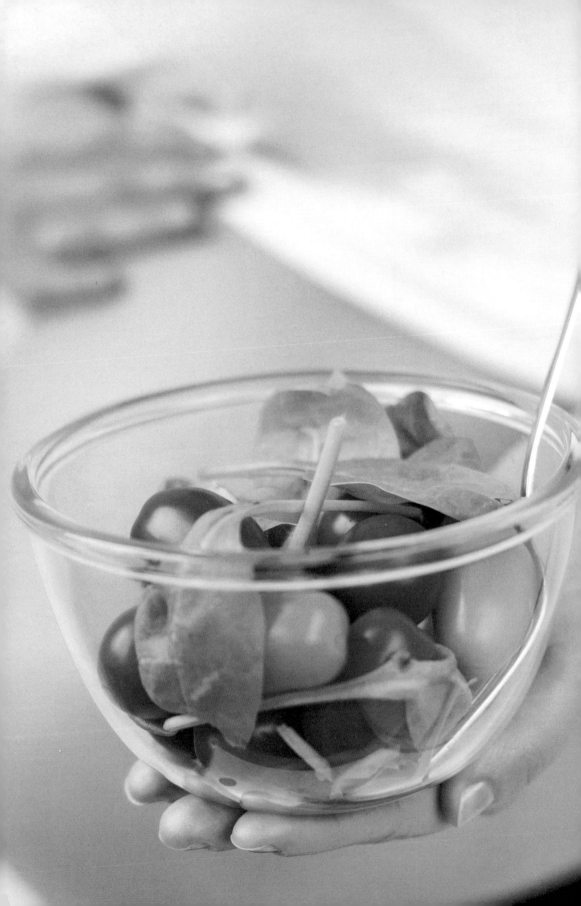

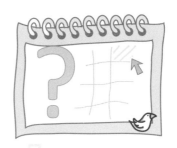

怀孕坐月子

每日一问

王琪 主编

江苏凤凰科学技术出版社

图书在版编目（CIP）数据

怀孕坐月子每日一问 / 王琪主编 . -- 南京 ：江苏
凤凰科学技术出版社，2015.7
  ISBN 978-7-5537-2284-9

  Ⅰ．①怀… Ⅱ．① 王 … Ⅲ．① 妊娠期 - 妇幼保健 - 基
本知识 ②产褥期 - 妇幼保健 - 基本知识 Ⅳ．① R715.3

  中国版本图书馆 CIP 数据核字 (2014) 第 259619 号

怀孕坐月子每日一问

主　　编	王　琪	
策　　划	祝　萍　冼惠仪	
责 任 编 辑	樊　明　倪　敏	
责 任 校 对	郝慧华	
责 任 监 制	曹叶平　周雅婷	

出 版 发 行	凤凰出版传媒股份有限公司
	江苏凤凰科学技术出版社
出版社地址	南京市湖南路 1 号 A 楼，邮编 210009
出版社网址	http://www.pspress.cn
经　　销	凤凰出版传媒股份有限公司
印　　刷	深圳市皇泰印刷有限公司

开　　本	718mm×1000mm　1/16
印　　张	18
字　　数	220 千字
版　　次	2015 年 7 月第 1 版
印　　次	2015 年 7 月第 1 次印刷

标 准 书 号	ISBN 978-7-5537-2284-9
定　　价	39.80 元

图书如有印装质量问题，可随时向我社出版科调换。

前言

　　孕育宝宝是人生一件大事，饮食、运动、孕检、胎教，孕妈妈需要注意的事情很多，家人也希望给孕妈妈全方位的保护。

　　从怀孕的第一天起，孕妈妈和准爸爸天天就会被各种各样的"好孕"难题所困扰。

　　胎宝宝每个阶段都长多大？智力、听力、视力都是怎么发展的？

　　孕检什么时候去？每次去查什么？要不要提前做一些准备？

　　怀孕不同的阶段吃点什么最好？要不要进补？会不会补过度？

　　怎样保胎养胎？怎样避免各种不利因素？

　　上班的孕妈妈应该怎么处理好上班和怀孕的关系？怎么避免各种不便和尴尬？

　　什么时候开始穿孕妇装？怎么选孕妇装？

　　什么时候开始在家里休息？在家能做点什么活动？

　　如何选择最佳的分娩医院？怎样克服分娩前的恐惧？

　　准爸爸在整个孕期怎样做好自己的角色？

　　怀胎 10 个月是最幸福的 10 个月，也是最辛苦的 10 个月，同时又是最茫然不知所措的 10 个月。我们总结了孕妈妈和准爸爸在孕期最可能遇到和最关心的 280 个问题，根据你可能遇到这些小麻烦的时间从第 1 天到第 280 天，每天为你解答一个问题。希望孕妈妈和准爸爸在困惑的时候可以用作参考，让孕期生活更轻松，生个聪明、健康、活泼的宝宝。

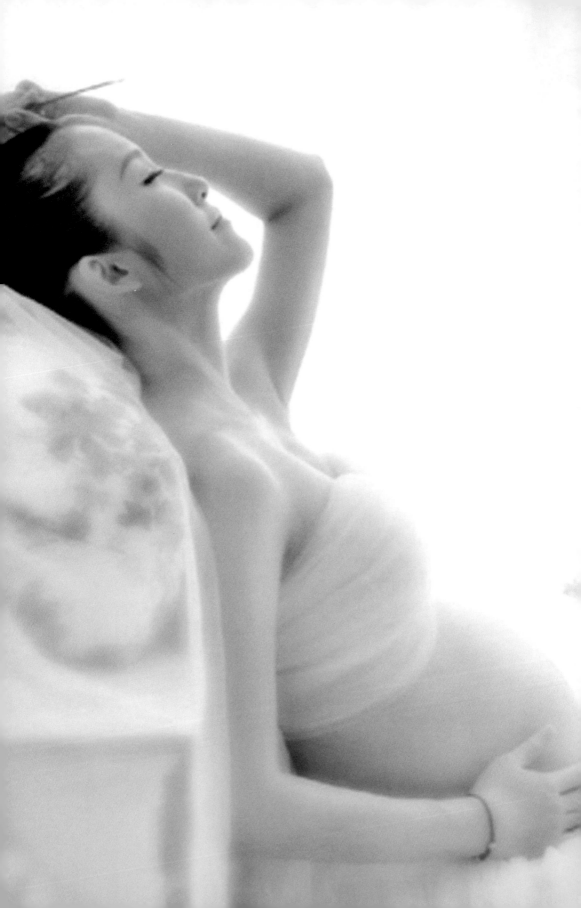

Contents 目录

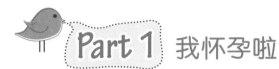

Part 1 我怀孕啦

第1个月 轻轻地 TA 来了

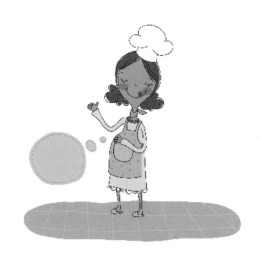

第2个月 面对怀孕的各种征兆

第3个月 关键期要特别保护

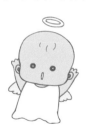

第4个月 进入安全期

第5个月 该穿上孕妇装了

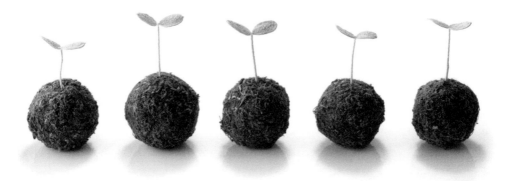

第 6 个月 "孕"味十足的孕妈妈

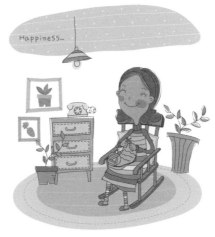

第 7 个月 孕期的不适真不少

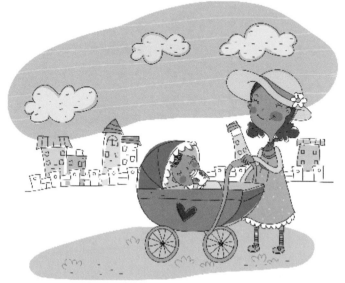

第8个月 保证营养，控制体重

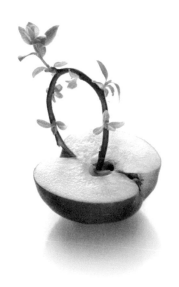

第9个月 快和胎宝宝见面了

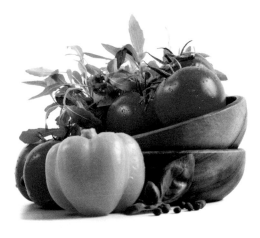

第 10 个月 静待胎宝宝降临

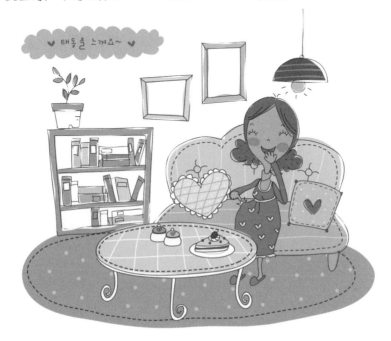

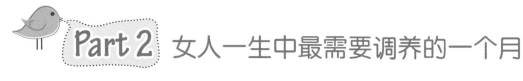

Part 2 女人一生中最需要调养的一个月

附录　孕期检查全知道

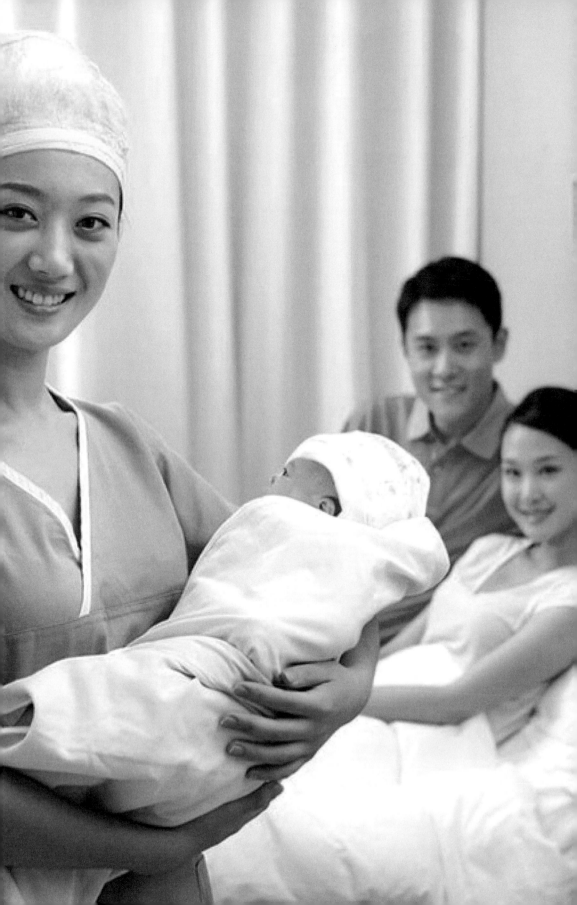

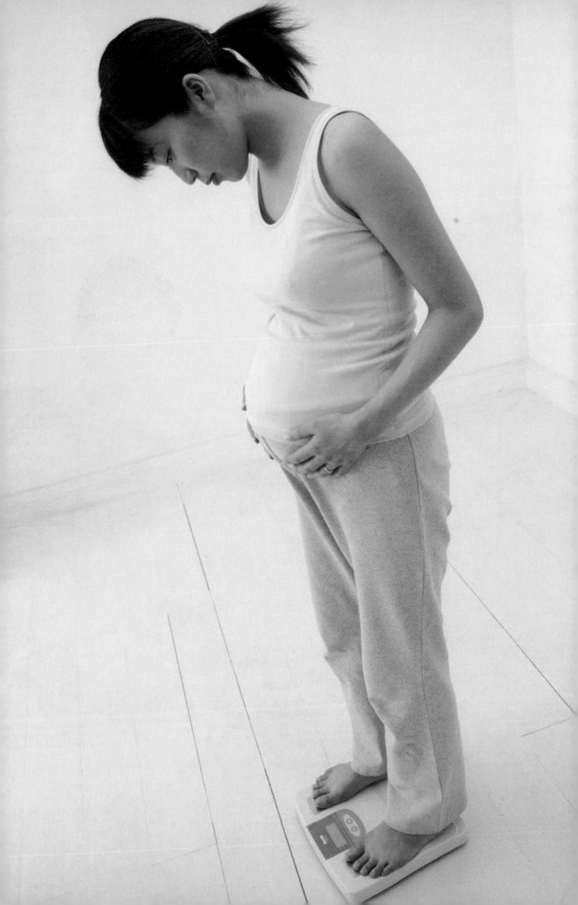

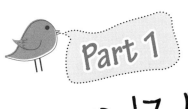

Part 1

我怀孕啦

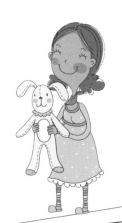

在这个月，你的外表看不出有什么改变，但在你的身体内却发生着翻天覆地的变化，胚胎在子宫内迅速地生长……此时的你很想了解接下来的 200 多天会经历些什么，以及发生在自己身体中那些不被感觉到的变化吧！

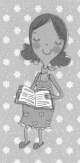

第1个月
轻轻地 TA 来了

刚怀孕1个月，此时的你，无论是体形，还是体重，都跟怀孕前差不多，基本上没有特别的变化。

而此时胎宝宝也只是小小的胚芽，十分脆弱，但这个时期是胎宝宝发育的重要时期，孕妈妈要特别注意远离不利于胎宝宝发育的环境。应尽早安排好今后的工作和生活，不要盲目使用药物、盲目做检查。

另外生活环境要保持清新爽洁，不要接触有毒物质，不要照射X线等放射性物质。身心要保持轻松闲适，不要做高强度运动和过度疲劳。尽量营造和谐轻快的生活氛围。

因体内激素分泌失衡，比较敏感的孕妈妈可能会出现恶心、呕吐症状，少部分会出现类似感冒的症状。

这个月的饮食吃得多不如吃得好，只要保证吃的食物营养丰富，饮食可以根据自己的食欲而定。饮食的原则是易消化、少油腻、味道清淡。多吃富含蛋白质、维生素和矿物质的食物，适当吃点香蕉、动物内脏、坚果等。

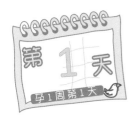

第1月
第2月
第3月
第4月
第5月
第6月
第7月
第8月
第9月
第10月

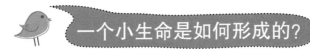

一个小生命是如何形成的?

世界上最神奇的事情，莫过于生命的孕育了，每个人都是从精子和卵子的相遇开始的。

卵子

卵子是人体最大的细胞，也是女性独有的、产生新生命的母细胞。卵子呈球形，有一个核，由卵黄膜包裹着。健康的卵子是优生优育的关键。女性一出生，便携有200万个卵细胞。但是，只有400~500个卵细胞发育成熟，其余绝大部分都在发育过程中退化、死亡，这些成熟的卵子中，仅有极个别能受精发育成胚胎。

精子

男性进入青春期后，男性生殖器的中心——睾丸，就会开始产生精子。一次射精会排出3~6毫升的精液，含有大约2亿个精子，精子形状类似蝌蚪，但尾巴与身体的比例要比蝌蚪多很多，它需要在潮湿温暖的环境中生存，体内可存活7~10天，体外存活0.5~24个小时。

★ 精子和卵子是怎么相遇的

妊娠是先从卵子受精开始的。女性卵细胞（卵子）自卵巢排出后，进到输卵管内，精子通过子宫颈、子宫，进入到输卵管与卵子相遇并与其结合成一个新的细胞，称之为受精卵或孕卵，这就是受精的过程。

受精过程约需24个小时。在这个过程中，来自父亲的遗传基因和来自母亲的遗传基因将完全融合成一个新的小生命。一个精子进入一个次级卵母细胞的透明带时，受精过程即开始，待到卵原核和精原核的染色体融合在一起时，则标志着新的生命即将开始。

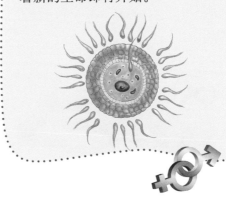

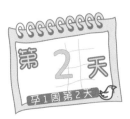

第 **2** 天

孕1周第2天

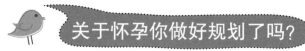

关于怀孕你做好规划了吗？

出于对未来胎宝宝的健康着想，建议你和爱人做好充足的准备，用最好的心态、最好的身体状况，为孕育胎宝宝打下良好的基础。

★ 不要再吃避孕药

避孕药属于激素类药物，如果服药期间意外怀孕易致胎宝宝畸形。因此，打算怀孕的夫妻应提前半年就停服避孕药，确保怀上一个健康的胎宝宝。

★ 做好身体准备

慢性疾病患者，应在病情稳定或是痊愈之后才能做怀孕的打算。最好先征求医生的意见以后再开始受孕，以免怀孕后加重病情，或是影响腹中胎宝宝的发育。

★ 特殊体质需特别对待

备孕妈妈如果体质较差，或是经常劳累营养跟不上，那么在孕前应在医生指导下接种流感疫苗、乙肝疫苗、风疹疫苗等，采取一些免疫措施，提高身体抵抗力。但应在接种后3~6个月才能开始怀孕。

★ 做好心理准备

在计划怀孕时，夫妻双方都应做好心理准备，心态和谐、平静。注意生活节律，同时双方也应更加包容，尽可能避免无意义的争吵。

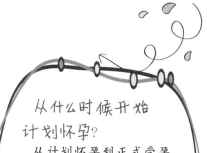

从什么时候开始计划怀孕？

从计划怀孕到正式受孕，并没有规定的时间长短，但是有计划的备孕确比"意外之喜"更容易获得健康胎宝宝。通常在受孕前半年就应该做一些准备了。

如果怀上胎宝宝是某次"意外之喜"，也不要过分担心，只要注意调养，还是可以让胎宝宝健康成长的。

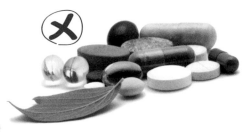

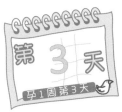

第1月
第2月
第3月
第4月
第5月
第6月
第7月
第8月
第9月
第10月

第3天

孕1周第3天

生个宝宝要花多少钱？

怀孕意味着你将有至少半年的时间不能正常工作，收入减少的同时也会增加一大笔开支，所以，做一份怀孕账单是十分必要的。下面来看看怀孕到胎宝宝出生后一年的账单。

Welcome New Baby

体检 在孕前3个月至整个孕期，共需体检10次，为1000~3000元。

孕期营养品 整个孕期都需要营养品，每月大约300元，合计3000元。

分娩 自然分娩大约2000元，剖宫产大约4000元。

住院 分娩后住院所需费用每天150~200元，一般情况为住院7天，所需费用为1000~1500元。

宝宝出生后的日用品 从宝宝出生后的一年内，所需的日常用品，如玩具、衣服等，费用为3000~5000元。

纸尿裤 宝宝出生后的3~5个月需要用到纸尿裤，费用为1000~1500元。

奶粉 宝宝出生到1岁期间，买奶粉所需费用为2500~10000元。

就医 宝宝出生后，初期基本上每月需就医1~2次，所花的费用不定，至少1000元。

哺乳期所需的营养 从宝宝出生到1岁，这期间新妈妈补充的营养所需费用每月大约为300元。总计大约为3600元。

其他 其他一些零碎费用，合计大约需2000元。

综上所述，生育一个小宝宝的最低开支约为20000元，但由于各地城市消费水平不一，这里的数据只作为参考。

23

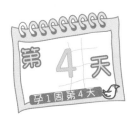

孕前检查查什么?

妊娠、分娩对女性来说是一生中最重要的大事情之一,有部分女性在妊娠、分娩的过程中可能会发生各种各样的问题。为了保证孕妈妈及胎宝宝的健康,要做到预防为主,及时发现异常并加以治疗,减少孕妈妈及胎宝宝的危险,因此产前检查是十分重要的。产前必做的检查主要有以下几项。

肝功能

各型肝炎、肝脏损伤诊断。如果母亲是肝炎患者,怀孕后可能会造成胎宝宝早产等严重后果,并且病毒还会直接传播给胎宝宝。

白带常规

筛查滴虫、真菌、细菌的感染,如果患有传播性疾病,最好是先彻底治愈再怀孕。否则可能会引起流产、早产、胎膜早破等。

血常规

及早发现贫血等血液系统疾病。如果孕妈妈贫血,不仅将来可能会出现产后出血、产褥感染等危险,还会殃及胎宝宝,给胎宝宝带来一系列不利影响,如易感染疾病、抵抗力下降等。

妇科内分泌检查

包括检查卵泡促激素、黄体生存激素等6个项目,以降低流产、早产等危险。

尿常规

有助于肾脏疾病的早期诊断。10个月的孕期对母亲的肾脏功能是一个巨大的考验,身体的代谢增加,会使肾脏的负担加重。

染色体检查

及早发现克氏征、特纳氏综合征等遗传疾病。

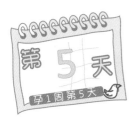

怎样养成良好的生活方式?

要想怀上健康的宝宝,必须把身体调理好,原来的一些熬夜、暴饮暴食等不良习惯都要好好改一改了。

★ 保持环境舒适

尽量保持舒适、宁静的生活环境,避免嘈杂环境。

★ 健康饮食

每天按时吃饭,尽可能避免外出就餐。少吃刺激性食物,食物种类要多、杂、粗,烹调方式要尽量保持食物的原汁原味;避免暴饮暴食,远离烟酒;日常多饮用白开水,尽量少喝果汁饮料、碳酸饮料等。

★ 注意休息

每天保证充足的睡眠,不要让自己过于劳累。要杜绝熬夜,规范作息。另外,因激素变化之故,孕妈妈大多会出现疲惫、困倦的现象,不妨趁着中午休息时间,好好地睡个午觉。

★ 少用化妆品

谨慎使用化妆品,以防化妆品中的有害物质对胎宝宝造成伤害,尤其是美白类产品。也要少食用美容保健品,可食用一些有利于美容的维生素以及富含胶原蛋白的食物,如虾皮、猪蹄、鱼类等。

★ 保持心情愉悦

多听些能使孕妈妈愉悦精神、放松心情的音乐,以保持心情愉快,有利于优生优育。

★ 适当活动

怀孕期间如果没有适度的活动,会使孕妈妈的新陈代谢变差、体力下降,使热量无法消耗而发胖。孕期适当的运动,可以增强妈妈的心肺功能及耐力,不论对胎宝宝还是孕妈妈,都非常有好处。

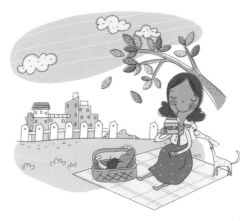

第 1 月
第 2 月
第 3 月
第 4 月
第 5 月
第 6 月
第 7 月
第 8 月
第 9 月
第 10 月

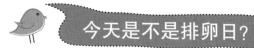

今天是不是排卵日？

对于准备怀孕的夫妇来说，在调整好身体状况后，正确地选择受孕时机是很重要的，一般女性受孕平均需要 6~8 个月，每个月的受孕率 18% 左右，准确计算排卵期有助于提高受孕率。计算排卵期通常有以下 5 种方法。

★ 基础体温测量法

基础体温指在没有发生饮食、运动、情感波动等足以改变体温的行为的前提下测量的体温。连续数天清晨用体温计测量自己的舌下体温，进行记录。

★ 排卵期疼痛感受法

有些女性在卵子排出的瞬间下腹部会感到疼痛，那么这一天就是排卵日。

★ 月经周期推算法

月经周期较规律的女性：

从月经来潮的第一天算起，倒数 14±2 天就是排卵期。例如，月经周期为 28 天，如果这次月经来潮的第一天是在 5 月 20 日，那么这个月的 4、5、6、7、8 日就可能是排卵日。

月经周期不规律的女性：

排卵期第一天 = 最短一次月经周期天数 − 18 天

排卵期最后一天 = 最长一次月经周期天数 − 11 天

在采用上公式计算之前，应连续 8 次观察、记录自己的月经周期，得出月经周期的最长天数和最短天数，然后代入以上公式，得出的数字分别表示排卵期开始和结束的时间。

★ 宫颈黏液观察法

排卵期女性体内激素的变化会让分泌物也随之发生变化，主要表现就是宫颈黏液增多，而且清澈透明，用手指触摸会有拉丝现象。所以当这种特征最明显的时候，就是排卵期。

★ 排卵试纸检测法

排卵试纸要严格按照说明书使用，为使推算结果准确，最好保留 1 个周期内的所有试纸进行颜色深浅对比。另外，这种试纸不能使用晨尿。

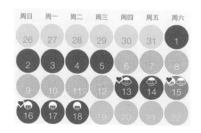

第1月
第2月
第3月
第4月
第5月
第6月
第7月
第8月
第9月
第10月

第 **7** 天

孕1周第7天

你的卵子够优质吗?

优质卵子与优质精子的结合便是爱情的结晶。那么该如何在日常生活中对自己的卵子进行保护,让它成为健康卵子,以迎接胎宝宝的到来呢?

5 招培养优质卵子

★ 调节饮食

尽量戒烟酒,避免暴饮暴食。可在月经时多补充铁质,喝一点红葡萄酒,多吃煮豆腐等食物,有助补充所需营养。

★ 少吃止痛药

长期服用止痛药会扰乱神经中枢,使其对卵巢发出指令的速度降低,导致卵子活性减弱。

★ 调整情绪

情绪不好会影响卵巢排卵能力。因此适量减压、舒缓紧张情绪可有效保证怀孕几率。

★ 保持身体健康

身体素质越差,卵子发生染色体变异的几率则越高,因此保证身体健康是十分有必要的。

★ 远离有害环境

在有害环境下生活或工作,会使人的生殖功能受到伤害,因此,在准备怀孕前半年,应远离有害的环境。

卵子健康餐

莲子白果粥

原料:莲子肉 30 克,白果 15 克,糯米 100 克。

做法:将莲子肉、白果捣碎,和糯米一同放入砂锅,加水适量,煮粥,空腹食用,可代替早餐。

赤小豆粥

原料:赤小豆、粳米各 100 克,白糖适量。

做法:先把赤小豆煮烂后,加入粳米、适量水同煮成粥,加适量白糖调味,代替早餐,每周食用 1 次即可。

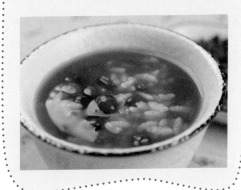

第 **8** 天

孕2周第1天

什么时候是怀孕的最佳时期？

关于怀孕，未准爸爸、未准妈妈们可能还不知道，孕育出一个聪明、健康的胎宝宝，还和怀孕时期有着很大的联系。

★ 女性怀孕的最佳年龄

女性的最佳生育年龄在 25~30 岁。女性尽量避免在 35 岁以上怀孕，因为这个年龄段流产、死胎、畸形儿的几率比较高。

★ 男性生育的最佳年龄

考虑到婚姻因素，男性生育的最佳年龄是 30~35 岁，而这一时期的男性所生育的后代是最优秀的，精子在这个时期的质量是最高的。

★ 怀孕的最佳月份

6~8 月份为最佳怀孕月份。因为怀孕后经过大约 3 个月后，正值秋季，水果、蔬菜品种丰富，而这时孕妈妈的早孕反应基本消失，食欲增加，可以有计划地补充营养，调理饮食。而且，到孕妈妈分娩的时候是来年的 3~5 月份，在此期间宝宝既避开了炎热的夏天和寒冷的冬天，气温比较适宜，也避免了妈妈宝宝易感染疾病的时期。

★ 受孕的最佳时机

三餐定时、休息充分、心情舒畅是最佳的怀孕时机。旅行、工作等导致劳累不堪、熬夜、醉酒、心情不好等情况下都不宜受孕。

★ 怀孕的最佳日子

排卵日当日、排卵日前 3 天和后 1 天。

★ 怀孕的最佳时刻

晚上 9~10 点是同房受孕的最佳时刻。

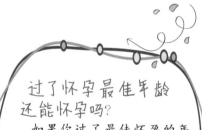

过了怀孕最佳年龄还能怀孕吗？

如果你过了最佳怀孕的年龄，作为一个超龄孕妈妈，那么在生活中则需比普通妈妈要更加注意一些生活、饮食上的细节，加强营养，这样孕育出一个健康的胎宝宝也是没有问题的。

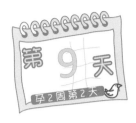

第1月
第2月
第3月
第4月
第5月
第6月
第7月
第8月
第9月
第10月

第9天

孕2周第2天

哪些情况不适宜怀孕?

受孕时间影响着胚胎的质量,所以,为了保证受孕成功,避免给腹中胎宝宝造成不必要的伤害,你需要有意识地避开以下这些不利于受孕的情况。

 旅行途中

旅途颠簸,而且生活起居没有规律,会影响胎宝宝生长或引起受孕子宫收缩,导致流产或先兆流产。

 宫外孕后

在宫外孕后不久便又怀孕会相当危险,至少调养半年到1年才能再次怀孕。

 蜜月期间

新婚前后奔走劳累,以及蜜月时性生活频繁,会影响精子和卵子在子宫里着床,降低受精质量。

 患病期间

疾病会影响体质、受精卵的质量以及宫内着床环境,患病期间服用的药物也可能对精子和卵子产生不利的影响。

 早产或流产后

发生早产、流产的女性,内分泌功能暂时还未完全恢复,子宫等生殖器官也尚未康复。如果很快受孕,则不能为胎宝宝提供良好的生长环境,最好休息3~6个月再怀孕。

 炎热和严寒季节

天气炎热会影响食欲,导致营养不足,机体消耗量大,会影响胎宝宝大脑发育;而严寒季节时孕妈妈多在室内活动,新鲜空气少,接触呼吸道病毒的机会便增多,容易感冒,损害胎宝宝。

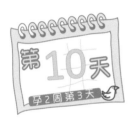

第10天

孕2周第3天

哪些食物能够助孕？

我们日常常吃的一些食物对健康受孕是有帮助的，备孕期间不妨多吃一点。

★ 草莓

草莓中含有多种抗氧化成分，有助于改善血液循环，提高性生活质量，有助于受孕。

★ 核桃

核桃富含的多种脂肪酸（主要是亚油酸）是性激素的主要成分。常吃核桃有助于改善性生活。

★ 蜂蜜

蜂蜜中含有微量元素硼，有助于提高人体"性欲驱动激素"睾丸激素的质量。经常以蜂蜜取代食糖，有助于提高性生活质量，成功怀孕。

★ 鸡蛋

鸡蛋含有丰富的维生素 B_6，有助于平衡体内激素的分泌，改善性生活。其他富含维生素 B_6 的食物还有菠菜、胡萝卜、豌豆、葵花籽、小麦胚芽和鱼类等。

★ 牛肉

牛肉等深色肉类有助于控制身体产生的泌乳刺激素，该激素过高会影响性欲。素食者也可吃黑米、全谷面包、深色绿叶蔬菜等食物促进性欲。

★ 巧克力

巧克力中含有一种叫做甲基黄嘌呤的复合物，可诱导人体释放更多的多巴胺，提高兴奋度，增强性快感，提高受孕率。

★ 燕麦

燕麦能提高血液中的睾丸激素水平。

★ 大蒜

大蒜具有扩张血管，改善性生活的功效。

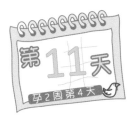

第**11**天

孕2周第4天

备孕期间哪些食物不能吃？

日常生活中的很多食物可能会对生育产生影响，因此，准备怀孕的爸爸妈妈们一定要避免食用这些食物。

★ 含咖啡因的食物

咖啡因会影响女性生理变化，改变女性体内的雌孕激素比值，影响受精卵在子宫内的着床和发育。

★ 酒及酒精饮料

酒所含乙醇会损害睾丸，导致生精功能发生结构性改变，睾酮等雄性激素分泌不足，致胎宝宝发生畸形的可能性也较大。

忌吃食物

★ 辛辣食物

备孕妈妈大量食用辛辣食物会出现消化功能的障碍。

★ 味精

进食过多味精会影响锌的吸收，不利于胎宝宝神经系统的发育。

★ 腌制食品

这类食品内含亚硝酸盐、苯并芘等致癌物质，对身体很不利。

★ 木瓜

木瓜蛋白酶可与黄体酮相互作用，从而出现避孕效果。

★ 各种"污染"食物

避免食用含食品添加剂、色素、防腐剂的食品。水果等要洗净后才食用，以避免农药残留。

★ 葵花籽

葵花籽中的蛋白质会引起睾丸萎缩，影响生育功能，备孕爸爸不能多吃。

第1月
第2月
第3月
第4月
第5月
第6月
第7月
第8月
第9月
第10月

第12天
孕2周第5天

怀孕从哪一天算起？

孕育生命是上天赐予女人的一项美妙的任务，尽管过程漫长而艰难，但每一个孕妈妈都十分享受腹中生命成长的每一个瞬间。那么孕妈妈们是否知道自己从什么时候肚子里就开始孕育了一个小生命呢？这就要通过计算自己的末次月经来了解。

★ 怎样算末次月经

但很多备孕妈妈都不太在意自己的末次月经。确切地记住自己受孕前的最后一次月经，也就是指孕前最后一次月经来临的具体日期。这个日期对准妈妈预产期的推算及胎宝宝发育的了解，都是极其重要的。

如果孕妈妈在2月10号检查得知已经怀孕了，而最后一次来月经的日期是1月1号（即来月经的第一天的日期），那么"1月1号"就是孕妈妈的"末次月经"。

记住这一天吧，从此刻起，孕妈妈幸福的孕期就开始了。

★ 宝宝的生日会是哪一天

孕妈妈的预产期一般都是在孕检时通过医生知道的，那医生是如何计算的呢？下面就来介绍一下。

用孕妈妈末次月经月份减去3（或加上9），则是胎宝宝可能出生的月份；孕妈妈末次月经的第一天日期加上7，是胎宝宝可能出生的日期。

例如：末次月经来潮日期是2014年6月10日。预产期为6月＋9月＝15月，即次年的3月；10日＋7日＝17日。预产期为2015年3月17日。

如果月经不准确，则可以根据胎动开始出现的时间计算。第一胎孕妈妈出现初次胎动的时间大约是18~20周，预产期可能在20~22周后。还可根据超声波对胎宝宝的测量或量子宫底高度等来判断预产期的时间。

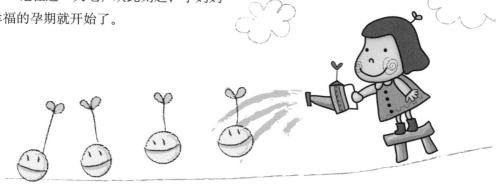

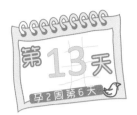

第1月
第2月
第3月
第4月
第5月
第6月
第7月
第8月
第9月
第10月

第**13**天
孕2周第6天

有没有可能怀上双胞胎？

双胞胎虽然意味着双倍的辛苦，但更意味着双倍的喜悦。那么怀双胞胎有哪些特征呢？

★ **怎样确定怀了双胞胎**

确定怀孕后，身体有如下状况，那么就可能怀了双胞胎或多胞胎：

（1）早孕时，如果妊娠反应很严重，就有可能怀上了双胞胎，而且医生做盆腔检查时会发现，子宫明显大于停经时间应有的大小。

（2）到了妊娠10周以后，子宫会生长得很快，比单胎孕妈妈的肚子要大许多，且月份越往后越明显。

（3）妊娠早期B超可看见两个胎囊，在妊娠8周后，可看到两个胎心，并能够很清楚地看到有两个胎宝宝的存在。在妊娠12周以后，医生用多普勒胎心听诊器可以听到有两个不同速率的胎心。

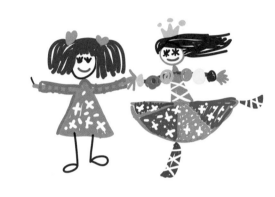

★ **双胞胎长得一模一样吗**

有些人认为双胞胎就该长得一模一样，但有的却不是这样的，那是为什么呢？

其实双胞胎的形成有两种类型：

一是由一个受精卵在胚囊期分成两个内细胞群而发育成两个胎宝宝者为同卵双胞胎。这种分裂产生的孪生子具有相同的遗传特征，因此，性格和容貌都酷似。

二是两个卵细胞同时受精并发育而成两个胎宝宝者为异卵双胞胎。由于他们是由两个不同的受精卵发育的，只有一半的遗传因子是相同的，因此会有面部或身体特征上的不同，也就没有同卵双胞胎那么像了。

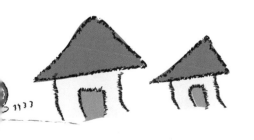

第14天 孕2周第7天

胎宝宝的生长环境是怎样的?

胎宝宝是在子宫里生长发育的。怀孕后宫颈会变软,颜色带一点紫色。子宫也会随着胎宝宝的成长而慢慢增大的,母体为适应胎宝宝的生长发育出现一系列变化,其中尤以子宫的变化最显著。

★ 怀孕前

在怀孕前,子宫只有小鸭梨大,重50克,体积约为7厘米×4.5厘米×3.5厘米。

★ 怀孕后

怀孕后子宫会随着胎宝宝增长的需要而增大。

妊娠3个月,在耻骨上2~3横指处可摸到子宫底部。

妊娠4个月,子宫底部位于脐与耻骨的中间。

妊娠5个月,子宫底部平脐,这时从外观可见腹部隆起。

妊娠31周,子宫底部在脐与胸骨剑突之间。

足月时,子宫底在剑突下2~3横指处;胎宝宝头入骨盆后,子宫底可降低。

第15天 孕3周第1天

胎宝宝的血型由什么决定?

胎宝宝的血型是由基因决定,所以了解父母的血型是前提条件。但由于血型都很多种,不能一一概述,这里就举一个例子。

比如,爸爸是A型血,妈妈是B型血,那么胎宝宝的血型就有三种情况:A型、B型、AB型。

如果父母双方都为A型血,那胎宝宝的血型则只有一种情况,为A型。

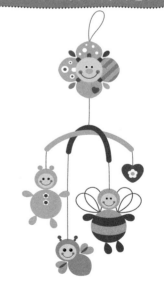

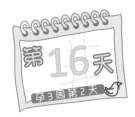

第 1 月
第 2 月
第 3 月
第 4 月
第 5 月
第 6 月
第 7 月
第 8 月
第 9 月
第 10 月

第16天

孕3周第2天

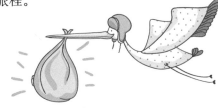

接下来的日子会经历些什么？

怀孕，是女人一生中最神奇最难忘的经历。如果把这280天的孕期比作一段旅程，那么这必将是一段跌宕起伏、刻骨铭心的旅程。

怀孕后，你的身体和心理都会发生较大的变化。下面就让我们看看都有哪些变化吧。

★ 腰酸背痛

怀孕时期，由于体重增加，激素改变，整个身体多少都会有些水肿、韧带松弛等现象发生，主要的表现就是腰酸背痛。

★ 胃口改变

有些准妈妈在怀孕前一点辣都不能吃，可是怀孕后反而喜欢吃辣，也有些人对于酸的食品是来者不拒。这样的改变，其实都是因为激素变化所造成的。

★ 孕吐

孕吐是怀孕初期常见的症状之一，吃一些较干的食物，有胃口时多吃一点，没胃口时少吃一点，必要时须采取药物治疗。

★ 乳房胀痛

孕中期，大部分孕妇都会因乳房胀痛而感到不适，乳房胀痛最主要是由于怀孕导致激素改变而引起的，是自然且正常的现象，不必过于紧张。

★ 阴道分泌物增加

在妊娠期，受胎盘分泌的雌、孕激素影响，阴道黏膜有充血、水肿现象。此时阴道黏膜的通透性增高，渗出液明显增多，同时子宫颈管的腺体分泌也增多，因此妊娠期阴道分泌物会明显增多。需经常清洗，保持阴部透气与卫生。

★ 心情起伏不定

孕期心情会变得起伏不定，如果实在无法平静，可以找专业医师寻求帮助，以改善因心情低落所造成的身体不适。

★ 体重增加

虽然宝宝还很小，但孕妈妈的血容量已经开始增加，而且脂肪储备也会增加，这些都是为了孕育胎宝宝而做的准备。

★ 胎动

胎动是指胎宝宝在母体子宫内的主动性运动，比如呼吸、张嘴运动、翻滚运动等。这时孕妈妈可以轻抚肚子，感受一下胎宝宝的"活力"。

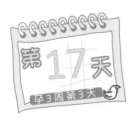

第 **17** 天

孕3周第3天

减肥计划要暂停吗?

在孕前,有些女性为了达到瘦身目的,拟定了一些减肥计划,但是现在到了怀孕期间了,还能不能继续减肥呢?

★ 什么时候该停止减肥

营养在体内的积蓄需要一个过程,身体调节到最好的受孕状态也需要一个过程,所以在受孕前的3个月最好就不要节食了。

★ 体重超标能节食吗

体重超标不严重的女性也不必节食,孕期需要的是全面的营养,很多营养素在体内是有代谢周期的,必须按照要求每天补充。

★ 能只吃素食吗

蔬菜水果虽含人体需要的绝大部分维生素和矿物质,但蛋白质含量却极少,所以要荤素搭配才可以保证充足营养。

★ 能吃减肥药吗

体重超标不严重的女性不必吃减肥药,也不必节食减肥,合理饮食、适当运动即可。

★ 怎样的体重才是适宜的

标准体重计算法:可用身高(厘米)减110,所得差(公斤)即为标准体重。通常来说,女性身体应该含有22%~25%的脂肪,当这个指标降至19%以下,女性制造卵子的能力就可能会下降;反之,女性体重超过标准理想体重20%,也会影响成功怀孕。

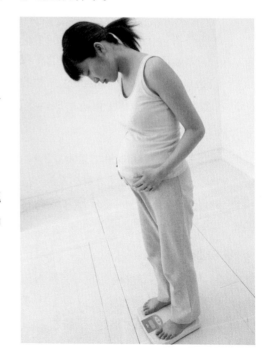

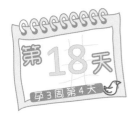

第18天
孕3周第4天

补充叶酸你开始了吗?

孕早期是补充叶酸的关键时期,可以有效预防胎宝宝畸形和其他问题,可不要忘了多吃一些含叶酸丰富的食物哦!

★ 叶酸的好处

叶酸是 B 族维生素的一种,可以通过食物或叶酸片来补充。如果在怀孕的前 3 个月内缺乏叶酸,可能导致胎宝宝神经管发育缺陷,从而增加脑裂儿、无脑儿的发生率;经常补充叶酸,还可以防止新生儿体重过轻、早产以及先天腭裂(兔唇)等问题发生。

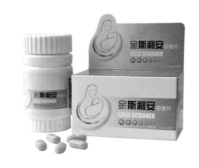

★ 如何补充叶酸

多吃含叶酸的食物

深色果蔬含叶酸相对较多,孕妈妈可经常食用。下面为你列出一些常见的富含叶酸的食物。

水果:柠檬、橘子、樱桃、海棠、香蕉、桃子、李子、杏、草莓、杨梅、酸枣。

蔬菜:胡萝卜、花椰菜、莴笋、菠菜、西红柿、龙须菜、豆荚、小油菜、小白菜、扁豆、蘑菇等。

补充叶酸片

除了食补叶酸外,孕妈妈还可在医生的指导下适当地补充一些叶酸片,以避免胎宝宝先天性神经管畸形。如服用的是多种维生素,一定要查看其中的叶酸含量是否充足。

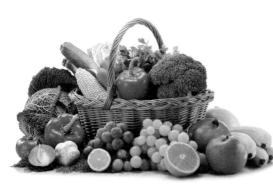

第1月
第2月
第3月
第4月
第5月
第6月
第7月
第8月
第9月
第10月

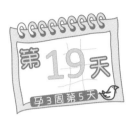

遗传病怎样预防？

孕妈妈们常担心孕期营养不足，喜欢大补特补，这样会导致营养过剩，增加身体负担，从而引起孕期并发症的发生。那么怎样才能全面均衡地保证孕妈妈的营养呢？

★ **常见的遗传病**

> **单基因遗传病**
>
> 显性遗传：只要父母之一有患病，胎宝宝都有 50% 机会发病，如多指、并指、原发性青光眼等。
>
> 隐性遗传：指父母携带某种基因，但不显现，如先天性聋哑、高度近视、白化病等。
>
> 伴性遗传：发病与性别有关，如血友病、红绿色盲等。

> **多基因遗传**
>
> 唇裂、腭裂、哮喘病、精神分裂症等都是多基因遗传。

> **染色体异常**
>
> 最常见的如先天愚型，这种胎宝宝面部愚钝，智力低下，两眼距增宽、斜视、伸舌样痴呆、通贯手，并常合并先天性心脏病。

★ **怎样预防遗传病**

避免近亲结婚

近亲结婚的后代患有智力低下、先天性畸形和各种遗传病的几率比非近亲结婚的要多出好几倍。

孕前遗传咨询

在孕前男女双方一定要去医院做一些遗传病方面的咨询和检查，如染色体检查，看看是否双方或一方为遗传病患者或是遗传病基因携带者，如担心婚后会生出同样具有遗传病的患儿，则最好不要受孕。如果已经受孕，筛查出一些遗传病或先天性疾病，在必要的情况下可以选择终止妊娠。

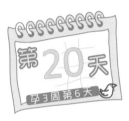

第1月
第2月
第3月
第4月
第5月
第6月
第7月
第8月
第9月
第10月

第20天
孕3周第6天

矿物质对优生有什么影响?

矿物质对胎宝宝的生长发育、细胞分裂、组织修复、内分泌和酶类的合成或内分泌等生理功能都有着很重要的作用。

★ **锌**

孕妈妈如果体内缺锌的话会影响胎宝宝的发育,甚至会导致很多先天性的畸形发生。因为锌参与着人体核酸和蛋白质的代谢,所以孕早期补锌很重要。

富含锌的食物:莲子、花生、芝麻、核桃、鸡蛋等。

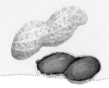

★ **碘**

碘可以促进甲状腺素合成,缺碘会使得甲状腺激素减少,造成胎宝宝大脑皮质中主管语言、听觉和智力的部分不能得到完全分化和发育,增加了呆小症的发病风险。

富含碘的食物:海带、紫菜等。

★ **铁**

缺铁会引起缺铁性贫血,如果孕前贫血,那么孕后容易导致胎宝宝红细胞体积比正常胎宝宝少19%,血红蛋白低20%。

富含铁的食物:黑木耳、海带、芹菜、韭菜、芝麻、大麦、糯米等。

★ **锰**

孕妈妈缺锰容易造成胎宝宝智力低下,对骨骼的影响也很大,会导致关节严重变形。

富含锰的食物:粗粮、豆类、核桃、花生、葵花籽、芝麻等。

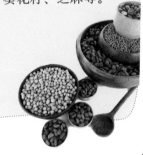

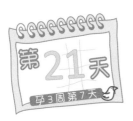

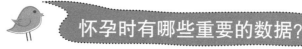

怀孕时有哪些重要的数据？

从打算要一个胎宝宝那天起，就应该对整个孕期有一个整体的了解，那么下面的这些数据也许会帮你对十月孕程有一个初步的了解。

★ **胎宝宝数据**

双顶径：指胎宝宝两个顶骨之间的距离，医生用它来观察胎宝宝发育情况。

腹围：指腹部的发育情况。医生通过胎宝宝腹围的检测，来判断胎宝宝的腹部发育是否正常。

股骨长：是胎宝宝大腿的长度。

头围：指绕胎宝宝头围 1 周的最大长度。

★ **孕妈妈数据**

腹围：指绕腹部 1 周的值，但要以平躺以后测量的为准。

宫高：指测量耻骨联合上缘中点到子宫底部最高点的距离，它反映子宫纵径长度，以厘米为单位。

★ **孕妈妈需要了解的数据**

胎宝宝在母体内生长的时间：40 周。

预产期计算方法：末次月经首日加 7，月份加 9（或减 3）。

妊娠反应出现时间：停经 40 天左右。

妊娠反应消失时间：妊娠第 12 周左右。

自觉胎动时间：妊娠第 16~20 周。

胎动正常次数：每 12 个小时 30~40 次，最低不低于 15 次。

早产发生时间：妊娠第 28~37 周。

胎心音正常次数：每分钟 120~160 次。

临产标志：见红、破羊水、腹痛，每隔 5~6 分钟子宫收缩 1 次，每次持续 30 秒以上。

产程时间：初产妇 12~16 个小时，经产妇 6~8 个小时。

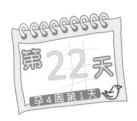

第22天
孕4周第1天

特殊时期该怎么用药?

孕期滥用药物、接触化学物质或用药不当,将会导致胎宝宝的器官形态构造异常,尤其是在孕早期是胚胎发育期,此时最易致残或致畸,孕妈妈应特别注意。

1. 在怀孕的前3个月,能不用的药物或暂时可停用的药物,应考虑不用或暂停使用。总而言之,整个孕期中,能尽量避免使用药物是最好不过的。

2. 要把握用药剂量和持续时间。坚持合理用药,病情控制后及时停药。致畸的药物一定要禁止使用。如果病情危重,则慎重权衡利弊后,方可考虑使用。

★ 孕期用药要把握好的原则

严禁擅自用药

许多孕妈妈认为一些非处方药、中成药、中药是比较安全的,吃一点没关系。其实这些药物当中都可能含有影响胎宝宝健康的成分,所以都不要擅自使用,也不要擅自使用一些中药来进补。

孕早期注意用药安全

孕早期是流产的高发时期,这个阶段更要注意用药安全。

不可忽视的小病

严禁用药并不意味着得了病就要勉强"扛"过去,这样反而容易起到相反的效果。比如最常见的感冒,很多孕妈妈得了感冒以后因为害怕药物会伤害到胎宝宝,而且觉得小病挺一挺就过去了,就不采取任何措施,其实这也是非常错误的做法。

高热或者持续低热都容易造成胎宝宝畸形或其他严重后果,所以即便是感冒,也要引起足够重视,要多喝白开水,饮食要清淡。如果出现较严重咳嗽、发热症状,要选择擦拭额头或者用冰袋敷额头等物理降温,最好先去医院征求医生的意见。

孕期生病最忌讳疾忌医

很多孕妈妈以为怀孕了是不能吃任何药的,这种想法是错误的。其实一些对胎宝宝无害的药物是可以使用的,而且如果是较严重的病,拖延了病情反而会引起更严重的后果。所以关于吃药与否最好不要自己乱拿主意,应让专业医生给予正确指导。

第1月
第2月
第3月
第4月
第5月
第6月
第7月
第8月
第9月
第10月

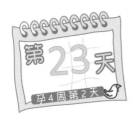

职场妈妈享有哪些权利？

对于职场孕妈妈，有时面临的是生孩子，还是升职的选择，当遇到这种情况该怎么办呢？这里的建议，最好是先将工作放在一旁，好好孕育肚子里的小宝宝。

虽然舍弃了工作，甚至放弃了升职的机会，但孕妈妈不要因此而觉得沮丧，因为你的工作能力还在，不怕日后没有好工作。而且趁着怀孕期间，可以给自己一个缓冲，重新做出更加清晰的职业规划，选择新的起点，不失为一个好方式。

作为职业女性，一旦怀孕，常在工作中受到某种约束，有些单位甚至出现辞退怀孕女员工的情况，所以在怀孕前，一定要先弄清楚自己应该享有的权利。

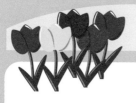

★ 单位不得以任何理由辞退你

《中华人民共和国妇女权益保障法》第二十七条：任何单位不得因结婚、怀孕、产假、哺乳等情形，降低女职工的工资，辞退女职工，单方解除劳动（聘用）合同或者服务协议。但是，女职工要求终止劳动（聘用）合同或者服务协议的除外。

★ 怀孕后，你有权利要求调到安全的工作岗位

法律规定：孕期与哺乳期，用人单位不得安排强度大、有危险的工作。怀孕 7 个月以后不得安排加班和夜班。

★ 你有产检假、产假、哺乳假

《女职工劳动保护规定》第 7 条：怀孕的女职工，在劳动时间内进行产前检查，应当算作劳动时间。

女职工产假为 90 天，其中产前休假十五天。难产的，增加产假 15 天。多胞胎生育的，每多生 1 个婴儿，增加产假 15 天。晚婚晚育夫妻双方中有一方可申请加 30 天产假。

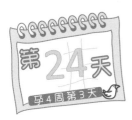

第24天

孕4周第3天

生男生女你在不在意？

现在有些家庭很重视孩子的性别，但是胎宝宝的遗传性别无法改变。那么生男还是生女，即将成为准爸爸、准妈妈的你们在意么？

★ **爸爸决定胎宝宝性别**

一个卵子发育成男孩或女孩，取决于使之受精的精子。

人体的23对染色体中，其中一对是决定胚胎性别的性染色体。女人只能产生具有一种性染色体的卵子，男人却能产生具两种性染色体的精子，一种染色体X，一种染色体Y。当卵子和前者结合，受精卵就是XX型，生出的就是女孩，反之，受精卵就是XY型，生出来的就是男孩。

★ **想要男宝宝的心理**

养儿可以防老，女儿早晚要嫁人。

生儿可以为自家延续香火，传宗接代。

男孩的独立性较强，将来不用操太多心。

★ **想要女宝宝的心理**

女儿贴心，是妈妈的小棉袄。

可以把她打扮得漂漂亮亮的，像个小公主。

生女儿将来不用像儿子一样还要买房买车，压力巨大。

★ **生男生女都一样**

在人类繁衍历程中，最美妙的现象莫过于男女人口平衡，刻意打破它，不是一件好事情。因此不管生男还是生女，孕妈妈和准爸爸都要欢迎这个新生命的到来。

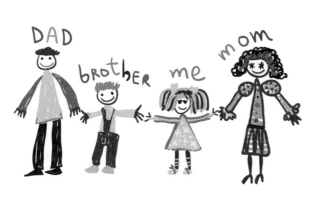

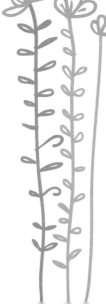

第1月
第2月
第3月
第4月
第5月
第6月
第7月
第8月
第9月
第10月

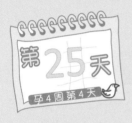

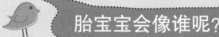

胎宝宝会像谁呢?

"胎宝宝究竟像谁"是众多父母热衷讨论的事情,为人父母的幸福感与自豪感由此可现,另一方面,也突显了遗传的奇妙性。其实人体的遗传规律是有据可循的。

"女儿像爸爸,儿子像妈妈"这种说法其实没有科学根据。其实胎宝宝的每个特征都是由一对基因决定的,其中一个基因来自妈妈,另一个来自爸爸。如果某个特征爸爸给的基因表现类型占优势,就会像爸爸多一些;反之亦然。

那么,爸爸妈妈的哪些特征会遗传给胎宝宝呢?

身高:子女70%来自父母遗传。

肥胖:父母都胖,所生的胎宝宝有53%都是小胖墩。

声音:男孩像父亲,女孩像母亲。

肤色:如果父母都是黑皮肤,胎宝宝就不可能拥有白皮肤。

下颚:尖下颚的爸爸所生的儿子,多半是尖下颚。

罗圈腿:可以矫正,但腿的长度改变不了。

双眼皮:是最显性的遗传。

秃顶:半数以上会遗传,而且还会隔代遗传。

青春痘:父母双方都有,子女肯定免不了会长。

少白头:特殊性遗传,几率较低。

遗传还能不能改变吗?

胎宝宝会遗传到父母的许多特征,遗传到好的自然欣喜,如果不好的,则未免忧心忡忡。其实,遗传到父母的一些不好的特征,是可以通过后天来改变的,例如上面讲到的身高遗传,35%来自爸爸,35%来自妈妈,其余30%则与营养和运动有关。因此,如果父母双方个子都不高,不必太担心胎宝宝日后的身高,只要加强营养和多锻炼,还是能够摆脱"被遗传"的"魔咒"的。

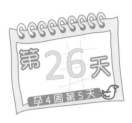

第1月

第2月

第3月

第4月

第5月

第6月

第7月

第8月

第9月

第10月

第26天
孕4周第5天

怎样生个漂亮宝宝?

生一个健康、聪明、漂亮的宝宝是每个父母的心愿，为此孕妈妈在怀孕期间就要充分准备。打造完美胎宝宝，关键还是在营养，只要孕妈妈多注意，吃出漂亮宝宝不是梦。

Welcome New Baby
完美宝宝塑造计划

★ **告别粗糙的肤质**

如果父母皮肤粗糙，应该经常食用富含维生素 A 的食物，因为维生素 A 能保护皮肤上皮细胞，使宝宝皮肤细腻有光泽。

富含维生素 A 的食物：动物肝脏、蛋黄、牛奶、胡萝卜、西红柿，以及绿色蔬菜、水果、干果和植物油等。

★ **改善偏黑的肤色**

父母肤色偏黑，可以多吃一些富含维生素 C 的食物。因为维生素 C 对皮肤黑色素的生成有干扰作用，可减少黑色素的沉淀，使日后生下的宝宝皮肤白嫩细腻。

富含维生素 C 的食物：西红柿、葡萄、柑橘、苹果、鲜枣等。

★ **养出光泽油亮的乌发**

父母头发早白或枯黄、脱落，应多吃些富含 B 族维生素的食物，可使宝宝发质得到改善，不仅浓密、乌黑，而且有光泽。

富含 B 族维生素的食物：动物肝脏、瘦肉、鱼、牛奶、鸡蛋、面包、紫菜、核桃、芝麻、玉米以及绿色蔬菜等。

★ **长个子**

父母个子不高，应吃些富含维生素 D 的食物，维生素 D 可以促进宝宝骨骼发育。

富含维生素 D 的食物：动物肝脏、虾皮、蛋黄以及蔬菜等。

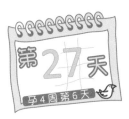

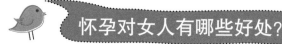

怀孕对女人有哪些好处?

女人怀孕是一件大喜事,而且怀孕对于女人来讲其实是有很多好处的。

★ **使感觉变得更灵敏**

怀孕能提升嗅觉,甚至味觉。当然,这样灵敏的嗅觉和味觉在怀孕初期可能会加剧晨起时的恶心感,但到了后期,却会让孕妈妈倍加享受各种美味。灵敏的嗅觉也会让孕妈妈自觉抵触有害物质,如烟或过期的食物,起到自我保护的作用。

★ **降低妇科病的发生率**

孕期女性卵巢会自动停止排卵,而女性不生育,卵巢就必须坚持工作,其患卵巢癌的风险比做过妈妈的女性更大。而且怀孕后如果顺产了小宝宝,宫口大了,以后就不会有痛经的现象了。

★ **皮肤变得更好**

孕期绝大多数孕妈妈都会变得更美,是因为孕期女性基础代谢会增加,身体的内分泌能得到更好的调节,雌激素水平高,皮肤会更光洁、弹性会更好。

★ **推迟更年期**

女性体内具有一定数量的卵子,排出一个减少一个,排完则会进入老年时期。而女性怀孕以及哺乳期内,由于激素作用,卵巢暂停排卵,这段时间可减少一二十个卵子的排出,也就等同于将更年期推迟了。

★ **使股骨更强壮**

母亲在怀孕过程中强化了股骨支撑的作用,因而让妈妈们拥有了更加强壮的股骨。

★ **促进夫妻感情**

很多丈夫和妻子会经历感情平淡期,而胎宝宝是夫妻之间最稳固的纽带。在照顾、陪伴胎宝宝的过程中,夫妻俩齐心协力,容易找到共同话题,夫妻间感情会更融洽。

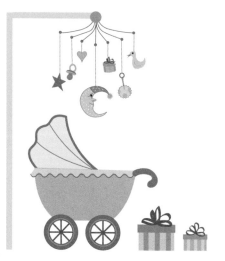

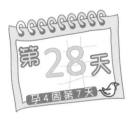

高龄孕妈妈应该特别注意什么?

随着年龄的增长,妊娠与分娩的危险系数升高,高龄怀孕意味着更多的风险。为使高龄孕妈妈如愿得到一个聪明、健康、可爱的胎宝宝,高龄孕妈妈要比普通孕妈妈更多注意一些。

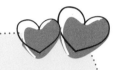

★ 饮食

高龄孕妈妈一般更加心疼腹中的胎宝宝,往往会摄取过多的食物,但怀孕期间吃得太多不仅对母子健康无益,甚至还会有害。

平衡饮食包括每天需要摄取蛋白质(肉类、鱼类、蛋类),碳水化合物(面、米)和维生素(新鲜的水果、蔬菜);还应该增加不饱和脂肪酸的摄取,这些可以从鱼油、坚果、绿色蔬菜中获得。

★ 体态

高龄孕妈妈在怀孕期间比普通孕妈妈更容易发胖,体重过度增加,易患糖尿病,而且腹中的胎宝宝长得太大会给分娩带来困难。这时需要控制体重,一般妊娠40周的孕妈妈体重增加不要超过12.5千克,其中胎宝宝占3~3.5千克。

避免吃含糖分过高的食物,不然会造成过度肥胖。

★ 疾病

高龄孕妈妈需要更加关注血糖、血压等指标,因为高龄妈妈易患妊娠合并心脏病、妊娠高血压综合征和妊娠糖尿病等。如果患上了其中某种疾病,到最后可能不得已要终止妊娠,因此千万不能掉以轻心。

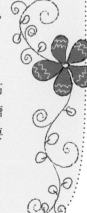

第1月
第2月
第3月
第4月
第5月
第6月
第7月
第8月
第9月
第10月

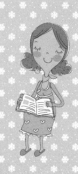

第2个月
面对怀孕的各种征兆

你的月经还没"光顾"，现在你的心情是欣喜，还是紧张？在你的子宫内现在正发生着巨大的变化，一个小生命已经入住了。一些有计划怀孕的孕妈妈可能已经发觉身体的异常，如果你觉得去医院做早孕检查太麻烦，也可以自己购买早孕试纸进行自测。

第2个月，宝宝还只是个小小的胚胎，对营养的需求量还不大，所以在进补的时候要重质不重量，切忌不要进补过度。

妊娠反应这时候开始骚扰你了，恶心、呕吐让你面对美食也毫无胃口，这时候不妨把进补先放一边，吃点自己喜欢的东西，或者清淡一点的东西。

妊娠反应严重，吃不下饭，也不必强迫自己，口袋里、办公室的抽屉里，多放一些水果和零食，不难受的时候吃上一点，既满足了口腹之欲，又补充了营养，不过要注意选择健康的零食哦！

水果是最好的零食，孕早期对水果种类要求不高，除了山楂、榴莲和一些高热量的水果不宜吃之外，其他的不妨根据自己的喜好多吃一点吧。

怀孕后，因为生理上的变化，孕妈妈会变得容易疲劳、注意力不集中、记忆力减退。工作的孕妈妈会经常犯些小错误，注意吃一些健脑、提神、抗疲劳的食物。

第29天
孕5周第1天

孕第2个月胎宝宝是什么样子？

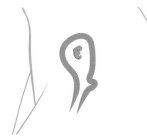

怀孕第2个月，这个时候的胎宝宝依然还是一个小小的胚胎。

怀孕第5周时，胎宝宝手、脚具有萌芽状态；怀孕第7周时，胎宝宝头、身体、手脚开始有区别，尾巴逐渐缩短；到怀孕第2个月末时，胎宝宝会像一颗豆子大小，大约有12毫米长。而且现在胚胎已经有了一个与身体不成比例的大头。胚胎的面部器官十分明显，眼睛就如一个明显的黑点，鼻孔打开着，耳朵有些凹陷，眼睛还分别长在两个侧面。内外生殖器的基本外形能辨认，但从外表上还分辨不出性别。手脚已经分明，有肢体伸出。此时胎宝宝的心脏已经划分成左心房和右心室，并开始有规律地跳动。

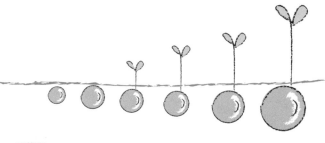

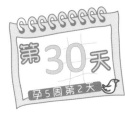

第30天
孕5周第2天

孕第2个月孕妈妈是什么样子？

此时孕妈妈的子宫略为增大，如鸡蛋般大小，子宫质地变软，阴道分泌物增多，乳房增大明显，乳头变得更加敏感，碰触后有疼痛感，而且乳头和乳晕的颜色逐渐变深。这期间准妈妈怀孕后心理变化和生理变化交织在一起，体内除了女性激素发生改变外，其肾上腺激素分泌亢进，这可能会使孕妈妈心理比较紧张。

此时会开始出现一些早孕反应，常在清晨起床后感到恶心或伴频繁的呕吐，同时觉得头晕、疲倦、想睡觉，厌恶油腻食物，但嗜吃酸性食物，或者突然非常想吃某种食物。

第1月
第2月
第3月
第4月
第5月
第6月
第7月
第8月
第9月
第10月

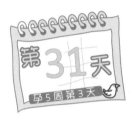

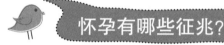

怀孕有哪些征兆？

出现以下的征兆，预示着：你可能怀孕了。

★ **停经**

　最明显的怀孕信号就是停经。

★ **去洗手间频率升高**

　子宫的变化影响膀胱，使肾和膀胱产生更多的液体。

★ **乳房变得敏感**

　乳房变得敏感、膨胀，无端感到酸痛，也是怀孕的一个很明显的症状。

★ **情绪化、易怒**

　出现情绪化和易怒时，也有可能是怀孕了。

★ **呕吐、晨吐**

　这个症状可能在怀孕的第 1 个星期就出现。

★ **头晕**

　无论是干什么都会感到头晕，甚至晕倒。这是因为子宫的胀大会压缩腿部血管，使血压降低，导致晕眩。

★ **贪吃或厌食**

　发现自己开始讨厌以前喜欢吃的食物，或者突然很想吃某种食物。

你会正确验孕吗？

★ **选择合适的检验时间**

　一般同房后 7 天就能测出来，在同房后 10 天测出的结果会更加准确。

　用清晨第 1 次的尿液来测比较准确，要连续 2 天才能完全确诊怀孕与否。

★ **怎样使用验孕试纸**

　（1）取出验孕试纸，戴上盒内所附手套,用拇指食指紧捏验孕试纸手柄一端，将吸尿孔一端朝下方倾斜,梅花图案朝上。

　（2）对准验孕试纸侧面的吸尿孔撒尿，使尿液能进入吸尿孔，并维持 1~2 秒钟的接尿时间。

　（3）翻转验孕试纸将观察窗朝上方，继续斜握着验孕试纸。当看到观察窗上有紫红色液体流过，1 分钟内观察窗就会出现紫红色线条，怀孕结果可以在 1 分钟后判读，未怀孕结果需在 3 分钟后才能确定，在 5 分钟后判读结果无效。

第**33**天

孕5周第5天

怀孕了身体会有哪些变化？

女性怀孕以后，随着肚子里胎宝宝的慢慢长大，孕妈妈的身体各个部位也慢慢在发生变化，很多孕妈妈可能不太适应，那究竟身体部位会发生哪些变化？

★ 早孕反应

停经以后孕妈妈会逐渐感到一些异常现象，叫做早孕反应。最先出现的反应是怕冷，以后逐渐感到疲乏、嗜睡、食欲不振、挑食，喜欢吃酸食，怕闻油腻味，早起恶心，甚至呕吐。

★ 色素沉着

有的女性怀孕后，脸部及腹中线有棕褐色色素沉着。

★ 乳房增大、胀痛

出现乳头增大，乳头、乳晕颜色加深，乳头周围出现小结节，甚至乳房刺痛、胀痛，偶尔可挤出少量乳汁。

★ 体毛变得浓密

怀孕以后由于雌激素分泌量增多，头发会变得比孕前更加浓密。同时怀孕后，伴随着的雄性激素分泌，体毛也会快速生长。不过孕妈妈不用着急，产后6个月内，多余的毛发将自行脱落。

★ 基础体温升高

当出现上述某些症状时，可每天测定基础体温，怀孕时基础体温往往升高。

★ 眼睛容易充血

由于怀孕后身体循环速度减慢，这时候孕妈妈的眼睛容易水肿、充血。所以孕妈妈一定要保证充足睡眠，而且记得不要在睡前喝太多水。激素的波动还导致视网膜增厚，戴隐形眼镜时会感到不适，一般分娩6个月后会恢复正常。

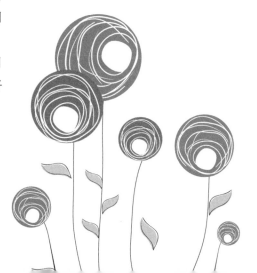

第1月
第2月
第3月
第4月
第5月
第6月
第7月
第8月
第9月
第10月

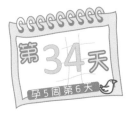

第**34**天
孕5周第6天

孕吐会影响胎宝宝吸收营养吗？

许多孕妈妈怀孕早期有恶心现象，胃口差，对任何事物都提不起兴趣。

其实，孕妈妈在孕吐时期吃得少，不用太担心没办法给胎宝宝供给营养，这时候，胎宝宝只要吸收孕妈妈原先储存的身体养分就已足够。要注意放松心情，等妊娠反应缓解了，再注意均衡营养就好了。

第**35**天
孕5周第7天

怎么面对突如其来的恶心？

孕早期感到恶心是正常现象，但有时可能会影响到孕妈妈的生活以及正常的饮食。面对这种情况，孕妈妈不妨从以下几个方面多加注意。

1. 压力过大很可能会加剧晨吐症状。因此需要充分休息，可以使用一种孕妈妈靠枕来垫靠背部和胃部，保证拥有一个充足的睡眠。

2. 要少食多餐，少吃油腻和不易消化的食物，多吃稀粥、豆浆等清淡食物。还可以在起床和临睡前吃少量面包、饼干和一些点心。

3. 不要过长时间待在电脑或电视前面。屏幕上无法察觉的快速闪烁，会加重呕吐症状。

止吐推荐食材有苹果、黄瓜、蜂蜜、土豆、银耳等。

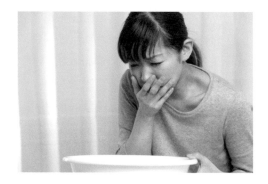

缓解孕吐食谱

银耳拌黄豆芽

原料：

银耳10克，黄豆芽200克，青椒50克，盐、香油各适量。

做法：

①将黄豆芽去根洗净，沥去水分；银耳用水泡发、洗净；青椒洗净，切丝。

②将锅放火上，加水烧开，放入黄豆芽和青椒丝烫熟，捞出晾凉。银耳也放入开水中烫熟，捞出过凉水，沥干水分。

③将黄豆芽、青椒丝、银耳放入盘内，加入盐、香油，拌匀装盘即成。

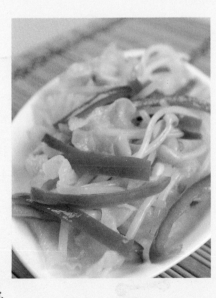

香菜萝卜

原料：

香菜30克，白萝卜200克，油、盐各适量。

做法：

①将白萝卜洗净，去皮，切成片；香菜洗净，切成小段。

②锅倒油烧热，下入白萝卜片煸炒片刻，炒透后加适量盐，小火烧至烂熟时，再放入香菜即可。

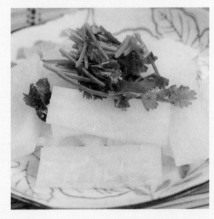

严重呕吐者，要及时就医，以免产生酮血症，而导致胎宝宝发育不良。适当补充含维生素B_6的复合B族维生素，可减轻早孕反应，并补充因进食量不足而缺乏的维生素。

第1月
第2月
第3月
第4月
第5月
第6月
第7月
第8月
第9月
第10月

第36天 孕6周第1天

该怎么写怀孕日记呢？

怀孕日记是孕妈妈在这段时间里的生活记录，孕妈妈可以记录孕期出现的各种问题，也可以让孕妈妈记录胎宝宝每天成长的变化，以及孕妈妈每天的心情感悟。这本有纪念价值的日记多年后送给宝宝作礼物，是一件多么有意义的事情，孕妈妈不妨坚持记录。

★ 怀孕日记怎么写

如果你不知道最开始写什么，就记下你在孕期所遇到的问题。

别想太多，想写什么就写什么，不需要提前计划，这样你可以发现每天的变化。相信你头脑里涌入的第一个想法，把它记录下来。根据自己的想法写出来的东西，总是最真实的。

你可以每天都记，也可以隔几天记一次。内容可随心所欲地发挥，比如身体变化、对分娩的担忧、对育儿方式的思考，以及对胎宝宝的种种期待等等，都可以写。

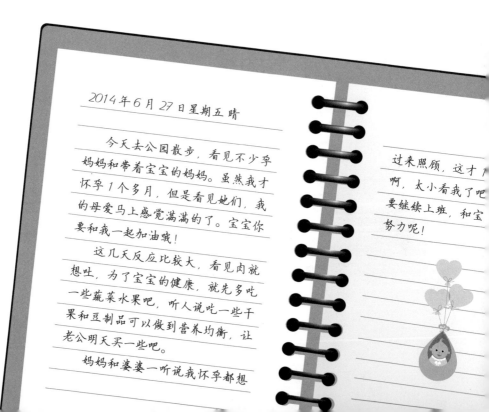

2014年6月27日星期五 晴

今天去公园散步，看见不少孕妈妈和带着宝宝的妈妈。虽然我才怀孕1个多月，但是看见她们，我的母爱马上感觉满满的了。宝宝你要和我一起加油哦！

这几天反应比较大，看见肉就想吐，为了宝宝的健康，就先多吃一些蔬菜水果吧，听人说吃一些干果和豆制品可以做到营养均衡，让老公明天买一些吧。

妈妈和婆婆一听说我怀孕都想

过来照顾，这才
啊，太小看我了吧
要继续上班，和宝
努力呢！

自然流产是怎么回事？

对于孕妈妈来说，自然流产的发生会给身心带来很大的伤害。很多孕妈妈不明白，自己也没有做什么，怎么就流产了。

★ 自然流产的原因

胚胎方面

胎盘因素：胎盘发育不全或绒毛变性，则会导致胎盘功能减弱或机体血液循环功能障碍，导致胚胎死亡。

胚胎发育异常：很可能是因遗传基因缺陷造成的，如果夫妻双方有一方存在染色体异常，则会传至子代，导致发育不良，诱发流产。

母体方面

创伤流产：妇科手术、性生活等都可使子宫受创，导致流产；另外，过度紧张等精神性创伤也有可能引起流产。

生殖器官异常：女性若存在子宫畸形等生殖器官疾病时可导致胚胎死亡；另外，宫颈重度挫伤、宫颈内口松弛也会引起自然流产。

不良饮食习惯：如长期吸烟、酗酒等，可引起流产。

内分泌异常：如甲状腺功能减退等，可导致自然流产。

全身性疾病：如果患有全身性感染或高热，可引起子宫收缩导致流产发生。

★ 怎样预防自然流产

卧床休息

一旦出现流产征兆，孕妈妈就应卧床休息，根据情况来决定何时下床，可以下床后，也不要马上恢复所有活动，要慢慢来。

静养勿动

孕早期，孕妈妈不能剧烈运动、做家务劳动，同时需要家人的格外体贴与照顾，尤其是丈夫的呵护。

放松心情

孕妈妈大脑皮层下中枢神经功能亢进，会导致自然流产，神经系统的功能状态对流产起着决定性的作用，因此妊娠期间精神要舒畅，避免各种刺激。

注意饮食

选择易消化的饮食，适当限制盐分的摄取，避免摄取辛辣、刺激性食物等。

定期检查

出现流产征兆时要及时去医院检查，保胎的过程中，仍要定期去医院复查，不要盲目在家自行保胎，以免带来更大的危害。

第1月
第2月
第3月
第4月
第5月
第6月
第7月
第8月
第9月
第10月

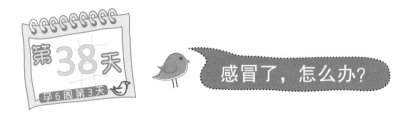

感冒了，怎么办?

感冒虽然不是大病，但如果忽视，有可能导致患上其他大病，所以对于孕妈妈来说，更要预防感冒。孕妈妈在孕早期患了感冒，该怎么办呢?

对于孕妈妈来说，感冒了要遵循的一个原则就是控制感染、排除病毒、降体温。具体方法如下:

1. 感冒初起喉咙又痒又痛时，立即用淡盐水每隔10分钟漱口1次，10次左右即可见效。

2. 在保温茶杯内倒入热水，孕妈妈将口、鼻部置入茶杯口边，不断吸入热蒸气，一天3次。

3. 轻度感冒的孕妈妈，仅有打喷嚏、流鼻涕及轻度咳嗽的症状，则不需用药，可注意休息，多喝开水。如果仍没有好转，可在医生的指导下口服清热的中药，如板蓝根冲剂。

4. 高热持续时间长、剧烈咳嗽的孕妈妈，应及时去医院检查。可用湿毛巾冷敷、30%~35%酒精擦颈部及两侧腋窝辅助降温。

此外，生活中孕妈妈也要注意预防感冒，避免接触患有感冒的患者。多喝水，吃些新鲜水果，保持室内卫生和空气流通。保持充足睡眠，增强机体抵抗力，抵御病毒侵袭。

缓解感冒食谱

醋萝卜

原料:

　　白萝卜3片，醋适量。

做法:

　　白萝卜片用醋浸1个小时，当配菜下饭。

橘皮姜片茶

原料:

　　橘皮、生姜片各10克，红糖适量。

做法:

　　橘皮、生姜片加水煎，饮用时加适量红糖调味。

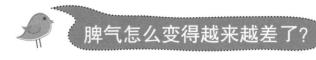

脾气怎么变得越来越差了?

怀孕以后因为生理上的变化，再加上角色转换产生的各种焦虑和不适，孕妈妈的脾气可能会变得越来越差，家人需要多多理解和关怀。

★ **孕期脾气变差的原因**

（1）女性怀孕后，身体会日渐肥胖，脸上也会长一些妊娠斑，看到这些心情当然会不好。

（2）怀孕后，内分泌水平也会发生改变，激素水平的变化可以直接影响孕妈妈的心情。

（3）有时看到一些关于孕产的消息，这时孕妈妈也会担心自己是否能够顺利分娩等等，从而感到焦虑。

怀孕期间，孕妈妈随身体的变化容易引起情绪波动，非常渴望得到丈夫、亲人的体贴、关怀和理解。因此，丈夫应经常抽空陪孕妈妈散步、听音乐、闲聊，或一起想象未来的孩子，设计美好的未来等，尽量减少家庭琐事对孕妈妈的刺激。

★ **孕妈妈如何缓解脾气**

控制情绪

由于孕激素的分泌导致孕妈妈情绪不稳，易发脾气。但是孕妈妈也应该多为腹中的胎宝宝着想，如果经常发脾气，可能会影响胎宝宝的正常发育。所以孕妈妈应控制情绪，以平和心态看待事情。

做开心的事

在怀孕期间多做一些自己喜欢做的事情，将自己的注意力转移到自己所做的事情上去，让自己保持愉悦的心情。

听舒缓的音乐

舒缓的音乐不仅可以舒缓自身的情绪，还能给胎宝宝做一个良好的胎教。身心放松可以舒缓紧张的神经。

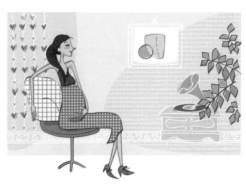

第1月
第2月
第3月
第4月
第5月
第6月
第7月
第8月
第9月
第10月

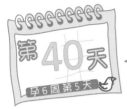

第40天

孕6周第5天

怎样为孕妈妈创造良好的生活环境？

良好的生活环境对孕妈妈和胎宝宝的健康十分重要，营造一个最适合胎宝宝成长的环境吧。

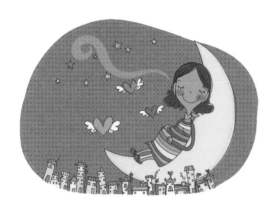

★ 调节室内温度及湿度

居室中要保持适宜的温度。冬天湿度太低时可在暖气上放个水盆，在炉上放水壶或洒水；湿度太高时可放置去除潮湿之物或开门通气。

★ 保持室内通风

房间要经常通风，不要常常紧闭门窗，避免细菌滋生，预防感冒等流行性疾病。

★ 注意居室色彩搭配

色彩对人的心理产生明显的暗示作用。可以选择一些清新自然的色彩进行搭配，当然，也可以按照孕妈妈喜爱的颜色来搭配装饰居室，使其心情舒畅。

★ 插花装点生活环境

孕妈妈可以学习一些插花，鲜花摆放在房间里，会使人感觉舒适轻松。但对花粉过敏的孕妈妈，则要慎重选择。

★ 摆放一些绿色植物

在孕妈妈房间摆放一些绿色植物，不仅可以净化空气，还能起到美化装饰的作用，让孕妈妈有个好心情。但值得注意的是，一些绿色植物会释放令人不愉快的气体或让人皮肤过敏。因此在没有先了解其习性和功能前，不要随意摆放。

★ 床上用品要选对

床：选择木板床，铺上较厚的棉絮，避免因床板过硬、缺乏对身体的缓冲力而致多梦易醒。

枕头：枕头不宜过高，不然会迫使颈部前屈而压迫颈动脉，颈动脉受阻时会使大脑缺氧。

被子：不宜使用化纤混纺织物做被套及床单，以免刺激皮肤，引起瘙痒，应用全棉布包裹棉絮。

蚊帐：蚊帐不仅可以避蚊防风，还可以吸附空间飘落的尘埃，起到过滤空气的作用。

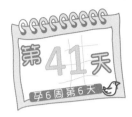

第41天
孕6周第6天

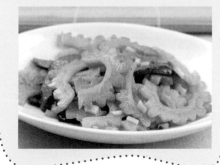

怎样避免辐射?

很多孕妈妈每天会接触到一些辐射源，所以防辐射服成了许多孕妈妈首先考虑要买的东西，但是防辐射孕妈妈装真防得了辐射吗？又该怎样避免辐射呢？

★ 防辐射服有用吗

生活中的电磁辐射是有一个较宽的频谱的，防辐射服或许可能会防一定波段的辐射。要想防住全部频谱的辐射是比较困难的，不过防辐射服还是会有一定作用的。

★ 防辐射措施

（1）避免坐在电脑屏幕的侧面和后面。在暂时不需要使用电脑时，可以将显示器关掉。

（2）对各种电器的使用，应保持一定的安全距离，并缩短使用电器的时间。

（3）不要把家用电器摆放得过于集中。特别是电视机、电脑、冰箱等辐射较强的电器，更不宜集中摆放在孕妈妈的卧室里。

（4）出门最好戴口罩、穿长衣。每天洗澡，多吃有助于防辐射的食物，如胡萝卜、西红柿、海带、动物肝脏等。

防辐射食谱

苦瓜炒猪肝

原料：

苦瓜 125 克，猪肝 250 克，蒜、料酒、酱油、香油、盐各适量。

做法：

①将苦瓜洗净、去籽，放入盐腌渍5分钟，以去苦味，然后切片；蒜切粒。

②将猪肝洗净，切成薄片，加料酒、盐腌渍，10分钟后用开水焯一下沥干。

③将炒锅置火上，放入香油，待烧热后，投入苦瓜，翻炒几下，放入酱油略烹，倒入猪肝翻炒，加入蒜粒炒至入味即成。

第1月
第2月
第3月
第4月
第5月
第6月
第7月
第8月
第9月
第10月

第 **42** 天

孕6周第7天

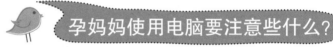

孕妈妈使用电脑要注意些什么？

电脑辐射对孕妈妈是否有影响这一问题，至今仍未有定论。但为了有备无患，在孕早期，孕妈妈还是应尽量减少接触电脑，以免使正处于器官形成期的胎宝宝受到电磁辐射的损害。

★ 使用电脑注意事项

电脑的位置

不应放置在窗户对面，避免亮光直接照射到屏幕上反射出亮光造成眼部疲劳。同时也不能放在过暗的位置。

与电脑保持一定距离

电脑屏幕背面是整个电脑辐射最大的地方，孕妈妈在上网的时候应避免离得太近，眼睛与屏幕的距离应保持50厘米以上。

做好防护措施

穿好防辐射孕妇装，或者选择防辐射围裙。

上网时间不要太长

在妊娠前3个月内，为了胎宝宝的健康，应尽量避免使用电脑。过了这段时间后，孕妈妈虽可以使用电脑，但每天不应超过4个小时。另外，长时间使用电脑会使身体一些部位酸胀疼痛，因此应在使用半小时后休息10分钟，不要连续使用电脑。

电脑房间要经常通风

每天早晚各开窗半小时，或在室内安装换气扇，减轻多溴代二苯并呋喃对身体的影响。

使用滤光器

最好在电脑的荧光屏上使用玻璃或高质量的塑料滤光器，以减轻视疲劳。

第 **43** 天

孕7周第1天

你知道厨房里的安全隐患吗?

家庭的厨房是粉尘、有害气体密度较大的地方。所以,孕妈妈应少去厨房,或尽可能减少停留时间。

★ 煤气燃烧产生的有害气体

煤气或液化气燃烧后会放出微量二氧化碳、二氧化硫、二氧化氮、一氧化碳等有害气体,对孕妈妈会有一定影响。

★ 厨房里的其他安全隐患

孕期活动不方便,而厨房又是一个相对狭小、湿滑的空间,需要小心注意,时刻保证自己和肚子里宝宝的安全和健康。

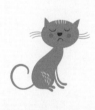

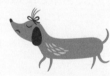

★ 油烟的危害

油烟中含有强烈的致癌物——苯并芘。如果厨房通风不良,使这些有害气体的浓度升高,孕妈妈大量吸入这些有害气体,会使胎宝宝的正常生长发育受到影响。

虽然厨房里有许多安全隐患,但并不代表孕妈妈就一定不能进厨房,相反的,烹饪对愉悦身心也大有益处。可多做些清淡的菜,避免浓烟的危害。另外,厨房中安置排烟效果好的抽油烟机或排风扇,可让厨房保持良好的通风。

第1月
第2月
第3月
第4月
第5月
第6月
第7月
第8月
第9月
第10月

第**44**天

孕7周第2天

怀孕了还能不能养宠物?

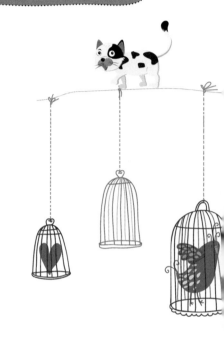

对于喜欢小动物的人而言，宠物就是自己的宝宝，但是宠物身上可能会携带一种叫弓形虫的寄生虫，容易通过孕妈妈感染给胎宝宝，导致胎宝宝畸形。所以怀孕期间最好不要接触宠物，最好还是把动物暂时寄养在亲戚朋友家吧。

如果家里养宠物又实在舍不得送走的话，就要做到以下几点了。

1. 尽量不要碰宠物粪便，经常为家居环境清洁除菌。

2. 不要和宠物过分亲热，亲近后一定要记得洗手。

3. 怀孕第3个月时要到医院做检查，查有无弓形虫等寄生虫感染。

第**45**天

孕7周第3天

家用电器对胎宝宝有影响吗?

现代人的生活，离不开一系列电器产品，但是这些日常与人们密切的家用电器，却会产生危害健康的电磁辐射。

有辐射的家用电器：电视、空调、电风扇、电热毯、手机、微波炉等，都会对孕妈妈造成一定的辐射，因此都应该谨慎使用。

不使用电器产品的时候要拔掉电器产品的插头。当电器产品接上插头时，即使没有打开电源开关，仍有微量电流通过，也会产生微量电磁辐射。若在不使用电器时拔掉插头，则可避免不必要的电磁辐射。

第46天

孕7周第4天

孕期怎样使用化妆品?

孕期最好少用化妆品,但对于一些必须要化妆的孕妈妈而言,最好是选择一些植物质地的化妆品,同时还要注意质量要有保证,这样才能尽量地减少化妆品对胎宝宝的危害。

★ 孕妈妈使用化妆品的注意事项

(1)妆容不宜过重,特别是粉底。不要纹眼线、眉毛,不绣红唇,不拔眉毛、改用修眉刀。

(2)使用的化妆品避免含激素和铜、汞、铅等重金属,应选择品质好、有保证、成分单纯、以天然原料为主要成分的、性质温和的产品。

(3)注意产品清洁,过期产品坚决不用。

(4)每次卸妆一定要彻底,防止色素沉着。

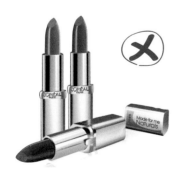

★ 孕期禁用的化妆品

美白产品

汞是对人体健康有危害的一种重金属。多数的美白祛斑产品中,都含有汞。

口红

涂抹口红以后,空气中的一些有害物质容易吸附在嘴唇上,并随着唾液进入体内,会对孕妈妈腹中的胎宝宝有一定影响。

冷烫精

女性怀孕后,头发非常脆弱,而且极易脱落。若是再用化学冷烫精烫发,更会加剧头发脱落,而且还会影响孕妈妈体内的胎宝宝的正常生长发育。

染发剂

染发剂不仅有可能导致皮肤问题,而且还会引起乳腺方面的问题,长期使用甚至有可能导致胎宝宝畸形。

指甲油

指甲油中所含有的有毒物质会渗入孕妈妈体内,对胎宝宝造成一定的影响。

第1月
第2月
第3月
第4月
第5月
第6月
第7月
第8月
第9月
第10月

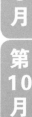

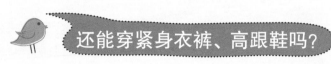

还能穿紧身衣裤、高跟鞋吗？

虽然还没到穿孕妇装的时候，但是一些过于紧身的衣物还是不要再穿了，最好的选择就是宽松透气的纯棉衣裤。

★ 紧身衣该收起来了

怀孕后，孕妈妈如果还穿怀孕前的紧身衣裤，会影响到因怀孕后而增加的血液循环，导致循环受阻局部脏器淤血，还可能限制胎宝宝的生长和活动，影响胎宝宝发育，导致胎位不正。

因此，发现怀孕后就应该脱下束缚自己的紧身衣，换上宽松的衣服。

★ 高跟鞋也不要再穿了

很多女性喜欢穿高跟鞋，但为了腹中的胎宝宝，孕妈妈高跟鞋越早收起来越好。穿高跟鞋会对孕妈妈产生以下不良影响：

不利于身体健康

孕妈妈穿高跟鞋，在步行的过程中，因为得保持身体平衡，所以会自觉地腰椎向前，胸椎往后，使脊柱弯曲度增加，不利于身体健康。

不利于血液循环

原本孕妈妈双脚就有不同程度水肿，而穿上高跟鞋，会使下肢水肿情况更加严重。

不利于分娩

孕妈妈穿高跟鞋，容易使子宫下垂、膀胱受压，时间长了，还会引起尿频，及产后子宫脱垂，使骨盆倾斜，不利于日后分娩。

容易造成扁平足

孕妈妈穿高跟鞋会使全身的重量过多地集中在双脚掌上，造成脚趾关节过度背伸，长时间下去会使脚的形状发生变化，情况严重者，还会形成扁平足。

★ 孕期该穿什么鞋

最好穿上舒服的软底布鞋、旅游鞋，这些鞋有良好的柔韧性和易弯曲性，还有一定的弹性，可随脚的形状而改变。所以穿着舒适，行走轻巧，可减轻孕妈妈的身体负担，并可防止摔倒等不安全的隐患发生。

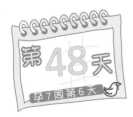

第48天
孕7周第6天

宫外孕是一种相当危险的疾病，发生主要与输卵管通畅程度有关。一旦被诊断为宫外孕，应立即送医院救治。宫外孕破裂出血后，应立即输血，并进行剖宫手术。

★ 宫外孕的征兆

（1）宫外孕的初期症状：经期稍微延迟，下腹部突然疼痛出血，但症状也是因人而异。

（2）出血状况：一般最初的出血量很少，当受精卵在输卵管着床，并使输卵管破裂后，会引起大出血。

（3）腹部肿胀和疼痛：最初是下腹部抽痛，有时肛门也会有压迫感。

★ 紧急处理方案

在救护车来到之前，应当保持孕妈妈头低、脚高的姿势，保持安静，防止出血。用毛毯等进行保温也很重要。

一般宫外孕后需要1年以后再次选择怀孕。怀孕前要先去医院进行系统的检查，盲目怀孕会有较高的再次发生宫外孕的可能。

★ 怎样预防宫外孕

注意个人卫生

在经期、产后等特殊时期，要预防感染，勤换洗贴身衣物。从青春期开始就开始保健，对预防宫外孕十分有益。

炎症治疗要及时、彻底

女性多多少少都会患上炎症，要及时彻底治疗，不然可能会发展为慢性炎症。

减少烟酒摄入

吸烟者患宫外孕的几率要高于非吸烟者，因为烟草中的尼古丁可改变输卵管的纤毛运动，并引起体内免疫功能低下。而长期喝酒或突然大量喝酒的女性，输卵管腔也会发生变化。

减少使用避孕药

避孕药会改变女性体内激素水平，从而会影响子宫和输卵管的内部环境和蠕动变化。如果打算怀孕，最好提前一段时间停止使用避孕药，并进行孕前检查，之后再怀孕。

避免多次流产手术

流产手术会增加罹患附件炎、盆腔炎的几率，而这些炎症也会增加宫外孕的发生率。

第1月
第2月
第3月
第4月
第5月
第6月
第7月
第8月
第9月
第10月

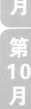

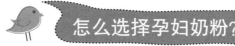

第49天 孕7周第7天

怎么选择孕妇奶粉？

怀孕期间，孕妈妈对营养各方面的需求比一般人要高，而孕妇奶粉则能够补充孕妈妈的特殊营养需求，孕妈妈在选择孕妇奶粉时也需把握好以下8个要点。

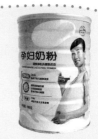

★ **选择大品牌**

选择大品牌，但同时也要看产品的信誉度，注重产品质量。

★ **看营养素成分表**

孕妇奶粉的种类很多，不同厂家生产的孕妇奶粉所含营养素也不完全相同。主要看其是否适合，并满足孕妈妈的营养需要。

★ **查看包装**

正规厂家的包装应该完整无损、平滑整齐、图案清晰、印刷质量高；清楚地标有商标、生产厂名、生产日期、生产批号、净含量、营养成分表、执行标准、适用对象、食用方法等。

★ **看色泽**

优质的孕妇奶粉颜色一般为乳白色或乳黄色，颗粒均匀一致，产品中无可见杂质、无结块现象。

★ **闻味道**

优质的孕妇奶粉具有奶香味和轻微的植物油味，无异味，并且甜度适中。

★ **听声音**

用手捏住包装摇动，听听是否会发出"沙沙"的声音，并要能感觉到声音清晰。

★ **比价格**

优质的孕妇奶粉销售价格一般不会太低，反而市场中零售价格过低的奶粉在购买时应该慎重考虑。

★ **看售后服务**

正规的孕妇奶粉厂家往往在包装上印有咨询热线、公司网址等服务信息，以方便消费者咨询，指导消费者使用。

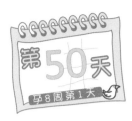

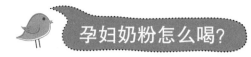

孕妇奶粉怎么喝?

孕妇奶粉的配方是根据孕妈妈的身体特点研制出来的,营养更全面、更合理,补充起来也会更方便。不过,很多孕妈妈还困惑,应该怎么喝孕妇奶粉呢?

★ 孕妇奶粉的特点

（1）不含乳糖,不会引起胃肠道反应。

（2）强化了普通奶粉中所没有的叶酸。

（3）提供了亚油酸、亚麻酸等胎宝宝成长必需的脂肪酸或 DHA。

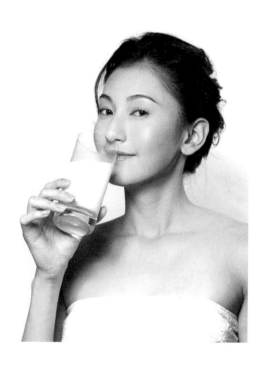

★ 注意喝奶粉的时机

应在孕前几个月就开始补充,可为漫长的孕期和胎宝宝的成长发育打下良好的营养基础。

★ 注意奶粉的用量

孕妇奶粉并非喝得越多越好,为了保证均衡的营养,每天喝 1~2 杯,均衡搭配各类食物,就能够达到营养充足的目的。

★ 不能和多种维生素一起吃

如果严格按照孕妇奶粉的说明饮用,基本上可以满足孕妈妈对各种营养元素的需求。如果同时服用多种维生素,会造成一些营养成分摄入过量,对胎宝宝和孕妈妈的健康都是没有好处的,例如维生素 A 过量,严重的会导致胎宝宝畸形。

第1月
第2月
第3月
第4月
第5月
第6月
第7月
第8月
第9月
第10月

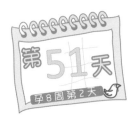

第51天
孕8周第2天

孕早期贫血怎么办?

很多孕妈妈之前一直身体很健康，没有患过贫血，可怀孕后也出现轻度的贫血了。孕早期贫血了该怎么办呢?

★ **贫血的常见原因**

> **缺铁性贫血**
> 如果膳食中铁的供给量少，又没有额外的补充，长时间铁的摄入不足，会引发缺铁性贫血。

> **疾病引起的贫血**
> 如果孕妈妈患有疾病，或体内有血液流失的情形，也可能会造成孕期贫血。

> **巨幼红细胞性贫血**
> 大部分是由叶酸缺乏引起的，占95%。还有5%的孕期贫血是因为维生素 B_{12} 缺乏引起的。

★ **孕妈妈贫血该吃什么**

对于贫血的孕妈妈，应食用一些富含铁质的食物，如红枣、紫菜、猪肝、瘦肉、牛肉、羊肉、黄豆以及新鲜蔬菜等。如果是由于营养成分缺乏引起的贫血，则应补充相应的营养成分，改善贫血症状。对于叶酸缺乏的巨幼细胞性贫血，在怀孕前、孕期均应注意补充营养，多吃新鲜的蔬菜、水果，保证膳食结构的合理性和各种营养成分的均衡性。

另外，还要及时改善胃肠道疾病，如若是寄生虫病引起的贫血，应进行驱虫治疗。

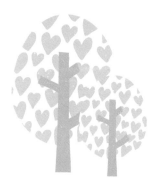

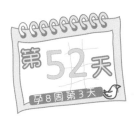

怎样预防孕早期贫血?

要预防孕早期贫血，补铁是非常重要的，我国推荐孕妈妈每日铁的摄取量为28毫克。

★ **多吃铁、叶酸含量高的食物**

膳食中铁的良好来源为动物肝脏、动物的血、畜禽肉类、鱼类，尤其是红色瘦肉、绿色蔬菜是补充铁和叶酸的良好食物来源。

★ **多吃有助于铁吸收的食物**

水果和蔬菜不仅能够补铁，其所含的维生素C还可以促进铁在肠道的吸收。

预防贫血食谱

猪肝菠菜汤

原料：

猪肝200克，菠菜200克，盐、香油各适量。

做法：

将猪肝洗净切成小薄片，菠菜洗净切段，同放入锅内，加水煮汤，加盐、香油调味即可食用。

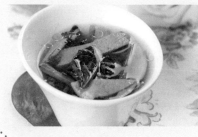

土豆烧牛肉

原料：

牛腱肉200克，土豆1个，油、酱油、盐、葱段、姜片、白糖各适量。

做法：

①土豆去皮，洗净，切块；牛腱肉洗净，切块，焯去血水。

②锅内倒油烧热，放入土豆块，炒成金黄色捞出，沥油。

③锅留余油，下牛腱肉块、葱段、姜片煸炒出香味，加酱油、白糖、盐和适量水，汤沸时撇出浮沫，改小火炖1个小时，下土豆块炖熟即可。

第1月
第2月
第3月
第4月
第5月
第6月
第7月
第8月
第9月
第10月

第53天
孕8周第4天

孕早期适合吃哪些零食?

怀孕了以后,日常生活中的很多事情都要小心地对待,特别是对于饮食方面,更应格外小心。除了正餐外,孕妈妈偶尔会吃些零食来解解馋,这是可以的。有哪些零食适合孕妈妈食用呢?

★ 花生

花生有和胃、健脾、润肺、化痰、养血之功效,且含有的人体所需的不饱和脂肪酸远远比植物油多。除此以外,花生中的糖、胆碱以及维生素A、钙、卵磷脂、磷、维生素E、维生素K、B族维生素等的含量也很丰富。

孕妈妈每天吃点花生可以预防产后缺乳,花生的红衣中含有止血成分,可防治再生障碍性贫血。但花生脂肪含量较高,食用要适量,不可过多。

★ 板栗

板栗富含蛋白质、磷、B族维生素、铁、脂肪、锌、碳水化合物和钙等多种营养成分,有补肾强筋、养胃健脾的功效。孕妈妈常吃板栗既可以健身壮骨,利于胎宝宝的健康发育,又可以消除自身的疲劳。

★ 红枣

红枣被称为"天然维生素丸",其中维生素C的含量是梨的11倍。还富含蛋白质、胡萝卜素、B族维生素、钙、磷、脂肪和铁等多种营养成分,具有补血安神、养胃健脾、补中益气等功效,能防治妊娠高血压综合征,很适合孕妈妈食用。

★ 酸奶

对于喜清淡、喜酸味、食欲不佳的孕妈妈来说,酸奶最适合怀孕早期的口味。

酸奶在营养价值上不仅和鲜牛奶一样,而且易于消化吸收,其中的乳酸菌进入肠道后可抑制腐败菌的繁殖,减少腐败菌在肠道中产生毒素从而起到保护肠道的作用;同时还可补充B族维生素,对胃酸缺乏的孕妈妈来说更适合。

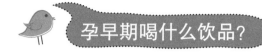

孕早期喝什么饮品?

怀孕之后的注意事项有很多，大到衣食住行，小到喝什么样的饮品都得注意。那么日常生活中的一些饮品，有哪些是孕妈妈能喝的，哪些又是不能喝的呢?

★ **能喝的饮品**

孕早期，孕妈妈最好的饮品是白开水，矿泉水、淡茶水也可适量饮用。因为白开水经过煮沸消毒，清洁卫生，是孕妈妈补充水分的主要来源。

矿泉水中有许多微量元素，品牌可靠的矿泉水卫生状况令人放心，也可以饮用。而适量的淡茶水，特别是淡绿茶，含有丰富的茶多酚和锌，可帮助消化，改善心肾功能，促进血液循环，预防妊娠水肿，促进胎宝宝生长发育。

★ **不能喝的饮品**

（1）生水。生水可能导致腹泻，以及传染其他疾病。

（2）碳酸饮料。碳酸饮料中的磷酸盐进入肠道后会与食物中的铁发生反应，产生对人体无益的物质。孕妈妈饮用大量的碳酸饮料会消耗一些铁质，可能导致贫血。

（3）冰镇时间过长的饮料。太冷的饮料可使胃肠血管痉挛、缺血，引发胃痛、腹胀、消化不良。胎宝宝对冷刺激敏感，饮用冰镇饮料会使胎宝宝躁动不安。

（4）浓茶。浓茶中含有较多的咖啡因和鞣酸。孕妈妈常喝浓茶对胎宝宝骨骼发育有影响，所含的咖啡因能迅速通过胎盘影响到胎宝宝，使胎宝宝受到不良影响；鞣酸还会妨碍铁的吸收，导致孕期贫血或贫血治疗困难。

第1月
第2月
第3月
第4月
第5月
第6月
第7月
第8月
第9月
第10月

第54天
孕8周第5天

第**55**天

孕8周第6天

怀孕后，嘴里怎么老有异味？

很多孕妈妈怀孕前没有口腔异味，可一怀孕就觉得口里有异味，非常苦恼，这是为什么呢？其实，引起口腔异味的原因有多种。

★ 口舌干燥

有些孕妈妈在怀孕期间容易感到口干舌燥，这是因为唾液的分泌量减少，会引起口中细菌过度繁殖而发生口臭，造成口气不佳。

★ 孕吐

孕早期，因体内激素的改变、个人体质的不同，孕妈妈会出现不同的味觉和食欲的改变，经常会出现一些容易恶心、呕吐等症状。这种情况一般会发生在怀孕第6周到第3、第4个月，因时常呕吐，孕妈妈的口气因此可能不佳。

★ 口腔疾病

口腔出现异常时，存在于牙齿与牙龈表面的细菌会释放出某些难闻的气味，引起口臭。而牙齿缝中有时会塞住一些食物残渣，这些食物腐败后，也会引发难闻的气味。

★ 喜欢重口味

怀孕后味觉变化，有些孕妈妈会偏好气味较为强烈的食物，如大蒜、洋葱、咖啡、辣椒等，也可能会造成严重的口臭。

★ 胃肠道疾病

胃肠道疾病也会产生口腔异味，如消化性溃疡、慢性胃炎、功能性消化不良等，都可能伴有口臭。

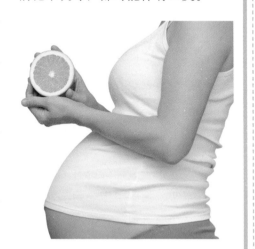

第1月

第2月

第3月

第4月

第5月

第6月

第7月

第8月

第9月

第10月

第56天

孕8周第7天

怎么消除口腔异味？

怀孕了以后，很多孕妈妈会发现自己的口气开始变得不清新了，甚至会有一些让人难堪的异味，怎么办才好呢？

★ 如何清除口腔异味

清洁舌苔

嘴巴出现异味时，在刷牙后可以清洁一下舌苔，彻底清除残留在舌头上的食物，有助于消除口腔内的异味，并可恢复舌头味蕾对于味道的正确感觉，以避免越来越偏于重口味的食物。

时常漱口、喝水

孕妈妈可以时常漱口，将口中的难闻气味去除，也可以准备一些辟秽浊的茶饮以去除口腔中的异味，同时也要注意饮食前后的口腔卫生。

★ 缓解口腔异味的食物

芹菜

这种食物最有助于消除口中的异味。另外香菜、薄荷也能起到去除口腔异味的作用。为了达到更好的效果，这些东西嚼的时间越长越好。

酸奶

每天坚持喝酸奶可以降低口腔中的硫化氢含量，因为这种物质正是口腔异味的罪魁祸首。喝酸奶还可以抑制口腔中有害细菌的滋生。

富含膳食纤维的水果和蔬菜

包括苹果、胡萝卜和芹菜等，这些蔬菜和水果有助于刺激唾液分泌。唾液不仅能湿润口腔，还能清除附着在牙齿上面或塞在牙缝中的食物残渣。这些食物残渣也是导致口腔异味的原因之一。

富含维生素C的食物

柑橘、西瓜和其他含有大量维生素C的食物能使口腔形成抑制细菌生长的环境。经常摄入维生素C对牙床的健康也非常有用。但要注意，维生素C应该从天然食物中摄取，而非食品添加剂中摄入，因为添加剂可能导致消化功能紊乱。

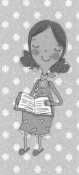

第3个月

关键期要特别保护

怀孕第3个月依然是容易致胎宝宝畸形的时期，孕妈妈此时要谨防各种化学毒物和病毒的入侵，远离X射线和其他辐射。

此时胎宝宝体积尚小，所需的营养不在于量的多少，而在于质的好坏，尤其需要含蛋白质、糖和维生素较多的食物供给。

孕妈妈如果胃口不好，应尽量选择蛋白质含量丰富的食物和新鲜蔬果，烹饪方式要注意清淡爽口。此时如果呕吐得剧烈，需要去医院检查，在医生的指导下安全用药。

如果胃口好转，可适当增加饭菜味道，但仍需忌辛辣、过咸、过冷的食物，以清淡、营养丰富的食物为主。

第1月

第2月

第3月

第4月

第5月

第6月

第7月

第8月

第9月

第10月

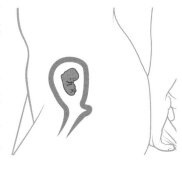

孕第3个月胎宝宝是什么样子？

刚刚进入怀孕第3个月，胎宝宝身体的长度约为25毫米，头部、手臂和腿脚、生殖器官等多个部位发生了变化，相比怀孕第2个月要长大一些。

随着时间的推移，到本月第2周胎宝宝也随之长大，身体长度可达到40~60毫米，形状像扁豆荚。这期间胎宝宝的手腕和脚踝发育完成并清晰可见，而且其他部位也在跟着增长。眼皮已经粘合在一起，胎血也变得很成熟了，这时胎宝宝的体重达到14克左右。

到本月第3周，胎宝宝的身体长度可达到65毫米，所有器官都开始工作，如肝脏开始分泌胆汁，肾脏分泌尿液到膀胱。

在怀孕第3个月的最后1周中，胎宝宝身体长度会增长为75毫米左右，胎宝宝体重比原来有所增加。这个月通过B超仍旧只能看到胎动，而孕妈妈在身体上是无法感觉到的。

此时的胎宝宝可以被叫做小胎宝宝，而之前的2个月只能被叫做胚胎。

孕第3个月孕妈妈是什么样子？

从外观上看，此时孕妈妈的下腹部还未明显隆起，但体内的子宫在第3个月末时已长到如拳头大小。

孕妈妈增大的子宫开始压迫位于前方的膀胱及后方的直肠，引起排尿间隔缩短、排尿次数增加、总有排不净尿的感觉，并且因压迫直肠，还容易出现毫无原因的便秘和腹泻。

孕妈妈盆腔内血液聚集，发生充血，阴道的分泌物较前略有增多，颜色为橙色或淡黄色，有时为浅褐色。

怀孕第3个月的前2周，是妊娠反应最厉害的阶段。度过此阶段，妊娠反应随着孕期的增加开始减轻，不久会自然消失，孕妈妈开始食欲增加，下降的体重逐渐回升。

孕妈妈的乳房除了原有的胀痛外，开始进一步长大，乳晕和乳头色素沉着更明显，颜色变黑。

第**59**天
孕9周第3天

胃口不好怎么吃营养品？

如果平日饮食不均衡、"害喜"严重、胃口不好的孕妈妈，为确保肚子里的胎宝宝能吸收到充足的营养，就需要针对某种特定营养素在医生的指导下进行一定补充了。

★ 怎样选择营养品

怀孕早期对营养需要的特点是对热量的需求并不高，即对食物摄入量并不要求很大，只要饮食均衡，保证优质蛋白质的摄入，补充少量叶酸即可。

如果早孕反应很严重，进食很少，热量及各种营养素都很难保证摄入，可以选择食用孕妈妈奶粉、复合维生素和矿物质补充剂。

★ 补充营养原则

想吃就吃，少量多餐

不用刻意限制自己的食物，而是要根据自己的口味，能吃就吃，不想吃也不用勉强，并且遵循少量多餐的原则。新鲜的鱼、肉类、蛋、牛奶、豆制品、水果等都可以相互交替着吃。

继续补充叶酸

多吃些含叶酸的食物，富含叶酸的绿叶蔬菜有菠菜、生菜、芦笋、油菜等；谷类食物中，如面条、麸皮面包、麦芽等；水果中富含叶酸的有香蕉、草莓、橙子、橘子等。

不要进食过多

此时胎宝宝的成长发育主要是成形和器官形成，只需要为以后胎宝宝的生长发育储备能量即可，不用进食过多。

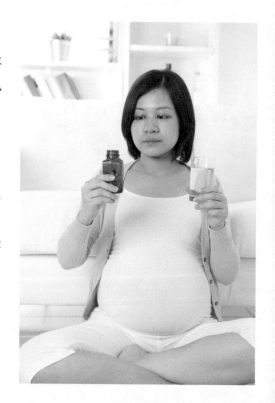

第**60**天

孕9周第4天

吃点什么能开胃?

严重的妊娠反应让你为吃什么犯愁,除了止吐以外,还应该吃一些开胃的食物。

★ **选择易消化、易吸收的食物**

选择的食物要易消化、易吸收,同时能减轻呕吐症状,如烤面包、饼干、大米或小米稀饭等都是不错的选择。干的食物能减轻恶心、呕吐等症状。大米或小米稀饭能补充因恶心、呕吐流失的水分。

★ **烹调方式多样化**

食物要对味,烹调要多样化,并应在烹调过程中尽量减少营养成分的流失。

★ **保持好心情**

在进食过程中,保持精神愉快。如进食时听轻音乐,餐桌上放一些鲜花,都会使孕妈妈保持好心情,这样孕妈妈可解除早孕的恐惧和孕吐的烦躁情绪,从而增加孕妈妈的食欲,保证胎宝宝的正常发育。

开胃食谱

酸甜水蛋

原料:

鸡蛋2个,白糖、白醋、熟白芝麻各适量。

做法:

①在锅里加入清水,放入白糖及白醋用大火一同煮沸。

②将鸡蛋打入锅里后,改成小火煮2~3分钟,待鸡蛋熟后连汤装入碗中,撒入一点熟白芝麻即可。

爽口芥蓝

原料:

芥蓝150克,食用油、姜片、蒜末、盐各适量。

做法:

将芥蓝洗净切成长段;炒锅下油,放入姜片、蒜末爆香后,放入芥蓝、适量盐,翻炒即成。

第1月
第2月
第3月
第4月
第5月
第6月
第7月
第8月
第9月
第10月

"酸儿辣女"有没有科学依据？

俗话说"酸儿辣女"，很多人根据孕妈妈喜欢吃酸还是吃辣来预测孩子的性别，但是这真的靠谱吗？

★ "酸儿辣女"有科学依据吗

有些人认为怀孕时喜欢吃酸的就意味着怀的是男孩，吃辣的则是女孩。而胎宝宝的性别是由性染色体决定的，仅以孕妈妈口味的变化来判断胎宝宝的性别，是毫无科学根据的。

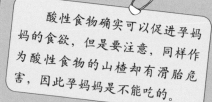

酸性食物确实可以促进孕妈妈的食欲，但是要注意，同样作为酸性食物的山楂却有滑胎危害，因此孕妈妈是不能吃的。

★ 孕妈妈为何偏爱酸味食物

有些孕妈妈怀孕时常常想吃话梅、酸葡萄、杨梅等酸味食物，以此缓解早孕症状带来的不适。酸味食物能增加食欲，所以孕妈妈可以吃些带酸味的食物。

★ 孕妈妈为何偏爱辣味食物

孕妈妈嗜辣，一方面是因为孕妈妈容易出现食欲和味觉方面的变化；另一方面，孕妈妈的口味可能受到地域和家庭饮食习惯的影响，比如说"南甜北咸"、"东辣西酸"。

开胃食谱

青柠饭

原料：

大米200克，青柠1个，盐适量。

做法：

青柠洗净取皮，将青柠皮切末；用水把大米淘净，然后加入青柠皮末和清水，煮成米饭，加盐调味即可。

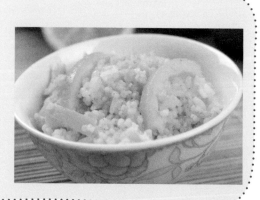

第62天

孕9周第6天

体重过轻怎么办?

有的孕妈妈在孕期称量体重时会发现，随着时间的变化，体重不但没增加反而减轻了，那么孕妈妈体重过轻是怎么回事呢?

★ **体重过轻的原因**

（1）孕妈妈营养不良，尤其是蛋白质和热量摄入不足。

（2）孕妈妈精神压力较大。

★ **体重过轻的影响**

（1）体重过轻会造成孕妈妈贫血。

（2）体重过轻会影响胎宝宝生长发育，还会导致新生儿体重过轻，甚至会危及胎宝宝的生命。

★ **合理增加体重的方法**

（1）坚持每天吃早饭。每天吃个煮鸡蛋，再喝杯牛奶，获取更多的蛋白质。

（2）正餐之间可加餐 2~3 次，可以选择坚果或者酸奶等。

（3）用富含维生素 C 或 β- 胡萝卜素的果汁来代替碳酸饮料，如胡萝卜汁等。

第63天

孕9周第7天

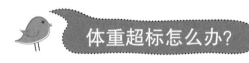

体重超标怎么办?

体重过轻，会影响胎宝宝生长发育，相反，体重超标也会给胎宝宝带来不利影响。

★ **体重超标可能造成妊娠并发症**

体重超标使妊娠并发症发生几率增加。超重孕妈妈分娩巨大儿的几率增加，可能导致难产。

★ **体重超标使宝宝患病率增大**

体重超标易致难产，还会使胎宝宝产伤发生率增高，可能会造成胎宝宝颅内出血、锁骨骨折、臂丛神经损伤及麻痹，甚至新生宝宝窒息死亡等。这些出生后的宝宝成年后患 II 型糖尿病、高脂血症、心血管疾病的几率也明显高于正常人群。

★ **控制体重靠饮食和运动**

体重有超重迹象的孕妈妈要在保证营养摄取足够的同时限制进食量，平时可适当做些有氧运动，不要吃完饭就坐着不动。

79

第**64**天

孕10周第1天

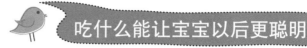

吃什么能让宝宝以后更聪明？

很多孕妈妈都希望自己将来出生的宝宝聪明健康，因此对于饮食都非常注重质量，那么吃什么可以让胎宝宝以后更聪明呢？

1. 吃些鱼、动物脑、动物内脏、乳制品、蛋类及豆制品，以满足孕妈妈和胎宝宝对磷脂、糖脂的需要。

2. 多食富含维生素、矿物质的蔬菜、水果、杂粮。B族维生素与胎宝宝的智力发育密切相关，维生素 B_6 缺乏可导致脑功能发育迟缓，影响胎宝宝脑发育过程中脱氧核糖核酸 (DNA) 的合成。

3. 食用碘盐或经常吃些富含碘的海产类食物，如海带、紫菜及海产鱼类。碘被称为"智慧之泉"，是孕妈妈必需补充的营养成分。

推荐食谱

豆腐海带

原料：

　　炸豆腐 200 克，海带 100 克，胡萝卜 200 克，豌豆 50 克，酱油、白糖、盐、水淀粉、食用油各适量。

做法：

　　①将胡萝卜去皮，切滚刀块，海带焯水。

　　②锅上火放油烧热，倒入炸豆腐、海带、豌豆、胡萝卜块炒匀，加适量水、酱油、白糖、盐，用小火煮 30 分钟后用水淀粉勾芡即成。

紫菜鸡蛋饼

原料：

　　紫菜（干）30 克，鸡蛋 50 克，盐、植物油各适量。

做法：

　　①将紫菜泡发，撕成丝，沥干水分；将鸡蛋磕入碗中打散，与紫菜、盐，搅匀。

　　②将炒锅置火上烧热，加入植物油，待油烧至六成热后加入拌好的鸡蛋，改用小火先将一面煎黄，再煎另一面，两面煎熟即可。

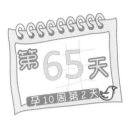

第1月
第2月
第3月
第4月
第5月
第6月
第7月
第8月
第9月
第10月

第65天
孕10周第2天

孕妈妈能做什么家务？

在孕早期，孕妈妈还是可以适当做一些家务的，轻体力的劳动，可以帮助孕妈妈改善因为早孕反应引起的焦虑情绪等。

孕妈妈在做家务的时候也需要注意，有些动作还是有一定危险性的。

★ 孕妈妈做家务应注意的事

 扫除

客厅扫地、拖地时，最好使用不需要弯腰的器具，打扫时要避免蹲下或跪在地上。

 做饭

因为妊娠反应，孕妈妈通常对油烟味反感，因此不宜到厨房做饭。

 拿东西

不要压迫腹部，要屈膝、完全下蹲、单腿跪下，把要拿住的东西深深地靠住身体，伸直双膝拿起。拾取东西时的姿势是先屈膝，蹲好后再拾取，不能弯腰拾取。

 倒垃圾

两肩不要有费力提拉的感觉，这样会让腹部受力。一定不要让物品的重量超过自己一般能负荷的程度。

 洗晾衣物

贴身小衣物只需站在浴室的洗漱池旁搓洗，大件衣物交给洗衣机处理为好。晾衣物时，双手向上或往下的姿势太多，会牵扯到腹部，要尽量避免类似动作。

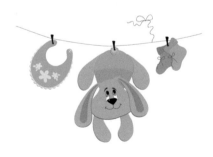

★ 孕妈妈应避免的动作

应避免那些强体力的或增加腹压的家务劳动，如搬运、担、提、推、拉重物；不向在过高或过低处探取物品；不要长时间下蹲或低坐；不做过冷或过热刺激的家务劳动。

第66天

孕10周第3天

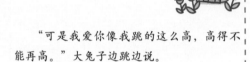
如何选择胎教读物?

　　从胎教的角度出发，孕妈妈可以轻柔地朗诵一些高雅、给人以启迪、有益于身心健康的书籍。如名人传记、优美的抒情散文、诗歌、游记，有趣的童话故事和有寓意的小说，还可以选择有关胎教、家教、育婴知识的书刊杂志等。

小故事——猜猜我有多爱你

　　故事发生在一个和寻常无异的夜晚。

　　小兔子要上床睡觉了，它紧紧地抓着大兔子的耳朵，要大兔子好好听它说。"猜猜我有多爱你？"小兔子问。

　　"哦，我大概猜不出来。"大兔子笑了笑。

　　"我爱你这么多。"小兔子把手臂尽量张开。

　　大兔子有对更长的手臂，它张开来一比："可是我爱你这么多。"

　　小兔子动了动耳朵，心想：这真的很多。

　　小兔子把手臂用力往上举。"我爱你，像我举的这么高，高得不能再高。"

　　"我爱你，像我举的这么高，高得不能再高。"大兔子也举起手说。

　　小兔子想：这真的很高，希望我的手臂也可以像大兔子一样。

　　小兔子又有了一个好主意，它把头顶在树干上倒立了起来，"我爱你一直到我的脚趾头这么多。"

　　大兔子一把抓起小兔子的手，将它抛起来，飞得比大兔子的头还要高，"我爱你到你的脚趾头这么多。"

　　小兔子笑起来，说："我爱你像我跳的这么高，高得不能再高。"它跳过来又跳过去。

　　"可是我爱你像我跳的这么高，高得不能再高。"大兔子边跳边说。

　　大兔子往上一跳，耳朵都碰到树枝了。

　　跳得真高呀！小兔子想，希望我也能跳得那么高。

　　小兔子叫道："我爱你，一直到过了小路，在远远的河那边。"

　　"我爱你，一直到过了小河，越过山的那一边。"大兔子说。

　　小兔子想，那真的很远，小兔子揉了揉红红的眼睛，开始困了，想不出来了。

　　它抬头看看树丛后面的一大片黑夜，觉得没有什么东西比天空更遥远的了。

　　小兔子缓缓闭上眼睛，在进入梦乡前，喃喃地说："我爱你，从这里一直到月亮。"

　　"哦，这么远啊！"大兔子说："真的非常非常远。"

　　大兔子轻轻地抱起小兔子，将它放到树叶铺成的床上。

　　然后躺在小兔子的身边，小声微笑着说："我爱你，从这里一直到月亮，再……绕回来。"

（山姆·麦克布雷尼）

第1月
第2月
第3月
第4月
第5月
第6月
第7月
第8月
第9月
第10月

第67天

孕10周第4天

怀孕了为什么要护牙？

怀孕期间最容易出现牙齿问题，处理不好的话，可能会带来很多不良的后果。怀孕后血液中雌激素和孕激素水平上升，牙龈处于充血状态，牙龈水肿、脆软，牙齿之间的龈乳头呈紫红色突起，只要轻碰一下就会出血。

孕期饮食结构的改变，会造成牙齿的诸多问题。进食碳水化合物的数量增加了，为细菌在牙床上的繁殖提供了良好的营养和繁殖场所，而细菌代谢产生的酸性物质会使得牙齿表面被腐蚀而形成龋齿。

所以，孕期一定要保护好牙齿。

第68天

孕10周第5天

孕妈妈该怎样保护牙齿？

孕妈妈保护牙齿，要做到以下几点：

1. 坚持早晚及进食后漱口，不能刷牙时可选用漱口水代替，选择刷毛柔软的牙刷，以免碰伤牙龈。

2. 定期做口腔检查，以及时发现口腔疾病。对于较严重的口腔疾病，应选择怀孕中期相对安全的时间治疗。

3. 增加营养摄入，保持营养均衡。怀孕期间增加营养素的摄入，不仅可以起到保护母体的作用，增强机体组织对损伤的修复能力，对胎宝宝的牙齿发育也很有帮助。同时少吃坚硬、酸甜和刺激性的食物，多吃软而富含维生素C的新鲜蔬菜和水果，有助于牙齿的健康。

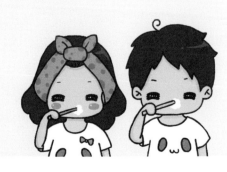

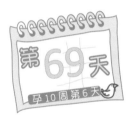

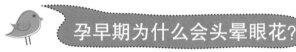

孕早期为什么会头晕眼花？

怀孕使妈妈全身出现不同程度的生理变化，以及多种多样的症状，头晕眼花就是其中之一。

★ 孕早期为什么会头晕眼花

（1）由于妊娠反应会引起进食减少，孕妈妈常伴有低血糖，因而容易头晕眼花。

（2）妊娠后，为适应胎宝宝的生长需要，孕妈妈体内血容量增加，血液相对就稀释了，形成生理性贫血，则容易头晕眼花。

★ 头晕眼花怎么办

如果孕妈妈感到头晕，应当立即坐下休息一会儿，等症状缓解。另外，平时坐位或卧位起身时动作要放慢。如果是仰位，要先将身体转向一侧后再起来。

★ 怎样预防头晕眼花

保持心态的平静和放松

孕早期检查的时候，要有一个平静的心态，不要紧张，可以学一些放松的小方法，对于调节自己的自主神经有一定的好处。

多吃清淡的食物，不要刻意进补

饮食方面，多吃点新鲜的蔬菜和水果，不要因为怀孕就刻意地吃大鱼大肉，只要注意均衡的营养就可以了。另外，为防止脱水，白天应该多喝水，每晚保证至少有 6~7 个小时的睡眠。

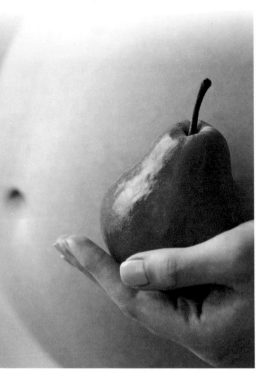

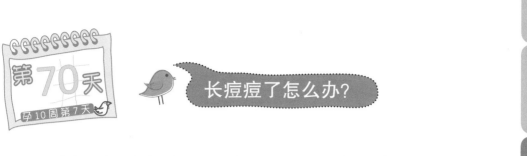

第1月
第2月
第3月
第4月
第5月
第6月
第7月
第8月
第9月
第10月

第70天
孕10周第7天

长痘痘了怎么办?

怀孕期间,由于皮肤油脂的分泌增多,造成毛孔阻塞易长痘,而油性皮肤的孕妈妈更甚。有的时候长得很多,严重影响美观,该怎么办呢?

1. 注意饮食,多吃蔬菜、水果,少吃油炸、高热量及辛辣食物。

2. 保持心情愉快、睡眠充足,否则越暴躁越烦恼,痘痘会越长越多。

3. 不要用手挤捏痘痘,以免手上的细菌造成皮肤感染,甚至使皮肤留下永久性的凹洞或是疤痕。

4. 保持脸部及全身的清洁。要选择适合自己肤质的洗面奶;洗脸时,轻轻按摩患处,有利于疏通毛孔。

5. 配合医生的建议,及时治疗,控制痘痘的增长。

祛痘食谱

清炒苦瓜

原料:

　　苦瓜150克,红椒半个,植物油、盐各适量。

做法:

　　①将苦瓜洗净,纵向一剖为二,去瓤,切成片;红椒洗净切片。

　　②锅烧热下油,放入苦瓜片、红椒片,迅速翻炒,加入盐,炒熟,即可起锅装盘。

南瓜豆羹

原料:

　　黄豆100克,老南瓜500克,白糖适量。

做法:

　　①将南瓜去瓤洗净,切成块状;黄豆提前用清水浸泡2个小时。

　　②将黄豆放入锅中,加水用大火煮沸,改小火炖1个小时后加入南瓜,再煮30分钟,加白糖调味即可。

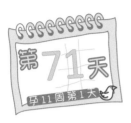

第71天
孕11周第1天

怎样才能做到营养均衡？

大多数人一般都认为遗传病很罕见。但其实，遗传病也是常见的疾病，而且有不少难以医治，因此预防显得分外重要。

★ **合理搭配最关键**

此时胎宝宝正在迅速长大，孕妈妈要特别注意均衡营养，食品的种类应该丰富，包括：充足的蛋白质、适量的碳水化合物、多种维生素和微量元素。饮食不能过于单一。

★ **营养素补充须有度**

营养素补充并非越多越好，如果营养素过量可能会带来不良后果。另外，各种营养素之间都存在协同或排斥作用。例如，钙和磷的最佳摄入量比是1:2，如果一方过量，则会影响另一方的吸收。

★ **营养均衡需少食多餐**

女性怀孕时子宫增大，胃的位置也相应升高，胃的容量也因此受到限制，如果按照孕前的食量会使胃部过于饱胀。因此需以少食多餐取代一天三餐，并设定好食物摄入量。

★ **平衡膳食金字塔**

关于膳食平衡，中国营养学会有一个膳食平衡金字塔。

在这个金字塔中，油脂类食物位于

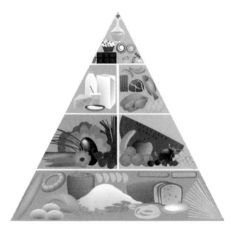

膳食平衡金字塔

顶端，每天摄入以20~30克为宜。

接下来是蛋白质类食物，包括奶制品、豆制品以及鱼禽肉蛋等，其中奶制品要保证每天摄入100克，豆制品要保证每天摄入50克，鱼禽肉蛋每天摄入在125~200克。

第3层是蔬菜和水果，其中，蔬菜每天要吃400~500克，水果每天要吃100~200克。要注意的是，不可以用水果代替蔬菜。

金字塔的底部是五谷类食物，这类食物每天要保证摄入300~500克。

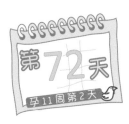

第1月
第2月
第3月
第4月
第5月
第6月
第7月
第8月
第9月
第10月

第72天

孕11周第2天

孕早期该怎样合理食用鸡蛋？

鸡蛋是孕妈妈孕期当中不可缺少的营养食物，它含有的营养素对胎儿神经系统和身体发育都很有利。那孕期该如何合理地食用鸡蛋呢？

★ 鸡蛋的错误吃法

生吃鸡蛋

生鸡蛋里含有的抗生物素蛋白，会影响食物中生物素的吸收，导致食欲不振、全身无力、肌肉疼痛等生物素缺乏症。而且生鸡蛋内还含有抗胰蛋白酶，会影响人体的消化功能。而那些经过孵化，但还没有孵出小鸡的"毛鸡蛋"，就更不卫生了。孕妈妈切忌生吃鸡蛋。

吃茶叶蛋

茶叶中含有鞣酸物质，会与鸡蛋中的铁元素结合，对胃产生刺激作用，影响胃肠的消化功能。

过量食用

鸡蛋是高蛋白食品，孕妈妈最好不要食用过多，否则会增加肝肾的负担，每天吃1~2个鸡蛋就够了。而且孕妈妈最好吃整个鸡蛋，蛋白中的蛋白质含量较多，而其他营养成分则是蛋黄中含量较多。

★ 这样吃鸡蛋，营养加倍

孕妇每天吃1~2个鸡蛋比较合适，最多也不要超过2个。另外，水煮蛋是最佳的吃法，但不宜煮得过熟，鸡蛋以沸水煮5~7分钟为宜。

推荐食谱

菠菜炒鸡蛋

原料：

菠菜100克，鸡蛋2个，葱丝、盐、植物油各适量。

做法：

①将菠菜择去老叶洗净，切成3厘米长的段，用沸水稍焯一下，捞出，沥开水分。

②锅中放入油烧热后，将打散的鸡蛋放入油锅中炒熟盛盘，用葱丝炝锅，然后倒入菠菜，加盐翻炒几下。

③再将炒熟的鸡蛋倒入，翻炒均匀即可。

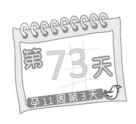

第73天

孕11周第3天

孕早期怎样喝水？

怀孕后身体会比平时更加需要水。但应该挑选哪些水？如何健康饮水呢？学习一些健康饮水的方法，为你的孕期保驾护航吧！

★ 喝水也要讲科学

怀孕早期，孕妈妈每天摄入的水量以 1000~1500 毫升为宜，饮水方法应该是每隔 2 小时喝一次，一天保证喝 8 次，共 1600 毫升的饮水量。孕妈妈必须喝足够的水，不要等到口渴才饮水量。孕早期多喝水可避免脱水，还可以降低血液中能引起孕吐的激素浓度。

不过，孕妈妈的饮水量还要根据自己活动量的大小、体重等多种因素来酌情增减。

★ 3 种水不能喝

用保温杯沏的茶水

茶水中含有大量的茶碱、芳香油和多种维生素。如果将茶叶长时间浸泡在保温杯中，维生素会被大量破坏，有害物质增多，孕妈妈饮用后易出现消化系统及神经系统的紊乱。

未完全煮沸的水

因为自来水中的氯与水中残留的有机物会相互作用，产生一种有害物质。同样，在热水瓶中储存超过 24 个小时的开水也不能喝，因为随着瓶内水温的逐渐下降，水中含氯的有机物质会不断地被分解成为有害的亚硝酸盐，对孕妈妈身体不利。

久沸或反复煮沸的水

饮用反复沸腾的水，会导致血液中的低铁血红蛋白结合成不能携带氧的高铁血红蛋白，对孕妈妈健康不利。

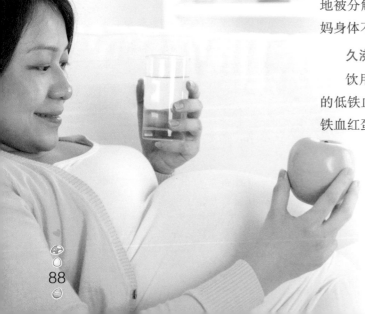

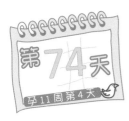

第1月

第2月

第3月

第4月

第5月

第6月

第7月

第8月

第9月

第10月

第74天

孕11周第4天

需要剪掉长发吗？

很多孕妈妈听老一辈说，头发长会抢去胎宝宝需要的营养，因此就剪短了头发。那么，这种老说法是不是对的呢？孕妈妈的头发该不该剪掉呢？

★ 长发是去还是留

很多孕妈妈确定自己怀孕后，都会忍痛把自己的一头秀发剪掉。确实，剪了短发会更清爽更方便，但也不能一概而论，爱美的你只要注意得当，也大可不必剪短。

★ 头发短了更方便

孕妈妈的体温会高于普通人，在夏天更容易烦躁。短发散热较快，可使孕妈妈的体温不致过高。

孕妈妈在怀孕期间抵抗力较差，短发洗后容易干，不易致感冒。

另外，孕妈妈的肚子会向外隆起，如果洗头时身体向前倾，很容易伤到胎宝宝，短发比长发更容易清洗打理。

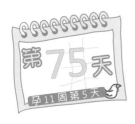

第75天

孕11周第5天

洗头发时该注意什么？

★ 不要晚上洗头

孕妈妈晚上洗头容易引起感冒，而使用吹风机则会有轻微辐射，所以最好不要晚上洗头。

★ 早上不宜洗头

早晨出门前洗头也是不可取的，尤其在寒冷的冬季，因为头发没有擦干，头部的毛孔开放着，很容易外受风寒，引发感冒、头痛。

★ 如果淋雨了一定要洗头

不少地区污染严重，落下来的雨水比较脏，应避免淋雨，一旦淋雨了，一定要好好洗头才行。

★ 每周可洗2~3次头

如无特殊情况，在普通的季节，一般1周洗头2~3次是比较合理的。如果是在夏季，最好隔天洗一次头发，不必天天洗头。洗头的时间可以选择在中午前后。

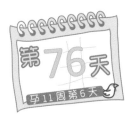

第76天
孕11周第6天

孕妈妈该怎样洗澡？

虽然洗澡不是什么大事，但肚子里有了胎宝宝，凡事都要谨慎，安全最重要。

★ **淋浴最安全**

怀孕后，阴道内乳酸含量降低，对外来病菌的杀伤力大大降低。所以最好采取淋浴方式，不要浸泡在浴缸里，否则有可能引起病菌感染，甚至造成早产。

★ **水温要适宜**

水温应控制在38℃左右。水温过高有可能损害胎宝宝的中枢神经系统，而且水温越高，持续时间越长，伤害胎宝宝的程度越重；而水温过凉则会有流产的危险。

★ **淋浴时间不宜过长**

由于浴室内的空气会逐渐减少，温度又较高，供氧相对不足，如果淋浴时间过长，孕妈妈很快会出现头晕、眼花、胸闷等症状。每次洗澡时间应控制在20分钟以内。

★ **洗澡时不要锁门**

洗澡时最好不要将门从里面锁上，以免发生意外时影响救护。

第77天
孕11周第7天

能听见胎宝宝的心跳声吗？

怀孕6~8周以上可以由超音波看到胎宝宝心跳。怀孕10~12周以上可以由腹部听到胎心音，胎宝宝心跳在120~160次/分，则表示胎宝宝生命体征正常。

所以此时，即使是用多普勒胎心仪，也可能由于胎宝宝的位置、胎盘的位置、子宫的位置或是腹部脂肪层过厚，而听不到胎宝宝心跳。孕妈妈要耐心等到下个月，也就是第11周时，才能听到胎宝宝的心跳声。

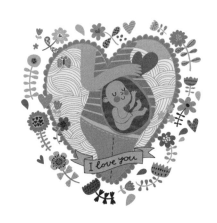

I love you

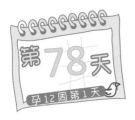

第1月
第2月
第3月
第4月
第5月
第6月
第7月
第8月
第9月
第10月

第78天
孕12周第1天

怎样预防食物过敏？

研究发现，约有一半的食物对人体有致敏影响，而孕妈妈食用过敏食物对胎宝宝发育有很大的影响，因此需要特别注意。

★ 预防食物过敏"3 不吃"

（1）不吃以前没吃过的或者霉变的食物。

（2）不吃可致过敏的食物，可用不含过敏原的食物代替，如孕妈妈对牛奶过敏，可用羊奶代替。

（3）过敏体质的孕妈妈不要过多食用含蛋白质食物，因为含蛋白质食物很容易造成过敏反应。

★ 预防过敏可吃 3 种食物

蜂蜜：每天喝 1 勺蜂蜜，可以避免皮肤瘙痒、气喘及干眼等季节性过敏症状，并对花粉过敏有一定的抵抗作用。

红枣：红枣中含有大量抗过敏物质——环磷酸腺苷，可阻止过敏反应发生。

胡萝卜：胡萝卜中的 β- 胡萝卜素，能有效预防花粉过敏症、过敏性皮炎等过敏反应。

防过敏食谱

金针菇豆腐

原料：

金针菇 50 克，豆腐 30 克，葱段、盐、酱油各少许，香油 5 毫升。

做法：

①将金针菇洗净切成碎末；豆腐略煮后捞出，切成小方块。

②将金针菇、豆腐、酱油放入砂锅，加适量清水煮 15 分钟，加入葱段、盐，淋入香油即可。

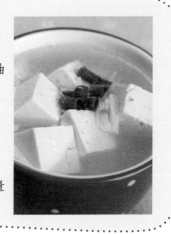

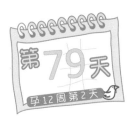

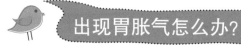

出现胃胀气怎么办?

孕妈妈胃胀气最明显的时期，通常发生在孕早期，也就是怀孕后的前3个月，一般是因为激素分泌改变，使肠蠕动减慢，消化功能减弱所致。缓解胃胀气需要注意以下2点。

★ 注意饮食

胃胀气时可采取少食多餐的方式，一天可吃6~8餐，但每餐量要少。不要光吃流质的食物，最好选择半固体的食物，如面条等。也可以从肉类中获得淀粉和蛋白质，如鱼肉。

当胃胀气状况严重时，要避免吃易产气的食物，如豆类、蛋类、油炸食物、太甜或太酸的食物、辛辣刺激的食物等。可吃苏打饼干、高纤饼干等，以中和胃酸。

另外，姜、菠萝和含益生菌的酸奶均有助于减轻胃胀气。

★ 适当按揉

温热手掌后，以顺时针方向从右上腹部开始，接着以左上、左下、右下的顺序循环按摩10~20圈，每天可进行2~3次。注意按摩时要力度适中，并避开中下腹部的子宫位置。

缓解胃胀气的食谱

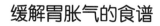

姜枣麦芽茶

原料：姜4片，红枣4颗，麦芽糖少许。

做法：将红枣洗净，与姜片、麦芽糖一起以开水沖泡，趁热饮服。

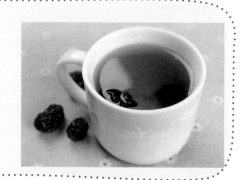

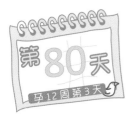

第80天
孕12周第3天

孕期怎样吃水果？

很多孕妈妈都很爱吃水果，可是又担心水果含糖量太高，吃多了会影响到自己和胎宝宝的健康，那么该怎么办呢？

★ 水果好吃，也要适量

水果中富含维生素，经常食用对胎宝宝大脑的发育很有好处。

但吃水果并不是毫无节制，食用过量容易导致孕妈妈体内血糖升高，可能会引发妊娠糖尿病。所以孕妈妈每日食用苹果、梨、西瓜之类的水果100克就可以了，最多每天不要超过250克。

★ 这样吃水果才健康

水果中含有糖类物质，因此吃水果后最好漱口。

宜在饭后2个小时内或饭前1个小时内吃水果，否则易造成胃胀气和便秘。进食瓜果一定要注意饮食卫生，生吃水果前必须洗净外皮，不要用菜刀削水果，避免将寄生虫卵带到水果上。

★ 一天中不同时段的水果选择

餐前吃香蕉、红枣

香蕉可润肠通便，红枣含有大量维生素C，都以餐前食用为好。但是腹胀、消化不良者要忌食红枣。

饭后吃菠萝助消化

菠萝含蛋白酶，如果空腹吃，会损伤胃壁，有少数人还会出现过敏反应。因此宜在餐后食用，以助消化。

早饭后吃西柚提神

西柚中含有丰富的果胶，可降低低密度脂蛋白胆固醇的含量，可维护血管功能。由于其中酸类物质含量较多，最好在饭后食用，尤其是早饭后，可迅速使大脑清醒。

柿子晚上吃

柿子含大量柿胶和鞣质，早上空腹食用，与胃酸作用，会形成凝块，影响消化功能，宜饭后或晚上食用。

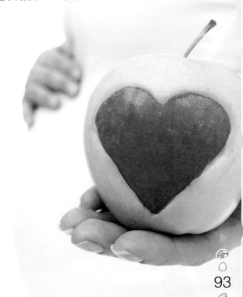

第1月
第2月
第3月
第4月
第5月
第6月
第7月
第8月
第9月
第10月

第81天

孕12周第4天

安胎食物有哪些？

这个月结束后，多数孕妈妈的妊娠反应会逐渐消退，最初的危险期也将平安度过。但在这之前，还是要多多注意饮食，可以多吃些安胎的食物，让最后这个月的危险期平安度过吧。

★ 葵花籽

孕妈妈缺乏维生素 E，容易引起胎动不安或者流产后不容易再孕。孕期多吃一些富含维生素 E 的食物，如每天吃 50 克葵花籽，即可满足所需，有助于安胎，降低流产的几率。

★ 核桃和芝麻

核桃和芝麻具有补气养血的功效，具有一定的安胎作用。每天吃 2~3 个核桃或冲 1~2 杯芝麻糊喝即可。

★ 富含维生素 C 的果蔬

维生素 C 摄入较少的孕妈妈，血液中的维生素 C 水平比较低，发生先兆子痫的几率比普通孕妈妈高。所以，孕妈妈在孕期应注重摄取富含维生素 C 的新鲜蔬菜和水果，每天摄取维生素 C 的量最好不低于 85 毫克。

★ 鱼类

怀孕后经常吃鱼有助于胎宝宝大脑细胞的生长发育。因此，孕妈妈在 1 周之内至少吃 1~2 次鱼，有助于吸收足够的 DHA，满足胎宝宝的大脑发育所需。

安胎食谱

鲫鱼姜汤

原料：

鲫鱼 1 条，姜丝 6 克，植物油、盐各少许。

做法：

①将鲫鱼去鳞、内脏，洗净。

②将鱼放入炖盅，再放入姜丝、植物油，盖上盅盖，隔水炖 2 个小时，加盐调味，再稍炖片刻即可。

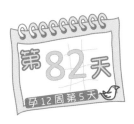

第1月
第2月
第3月
第4月
第5月
第6月
第7月
第8月
第9月
第10月

第82天
孕12周第5天

能吃蛋白质粉吗?

现在一些针对孕妈妈的保健品的宣传十分普及，尤其是蛋白质粉，那么孕妈妈要不要吃蛋白质粉来补充营养呢?

★ 怀孕后对优质蛋白的需求确实增加了

怀孕以后，胎宝宝对营养需求的增加了，孕妈妈对优质蛋白的需求也随之增加，摄取蛋白质主要还是看品质。所以孕妈妈要适当增加鱼类、禽类的摄取，综合搭配豆类、畜肉类，做到营养均衡。

一般情况下，这部分营养增加的需求，通过饮食完全可以得到补充，不需要特别食用保健品。

★ 特殊情况下在医生的指导下食用蛋白质粉

一些孕妈妈因为某些疾病或者其他特殊原因导致蛋白质缺乏，食物已经不能满足身体需要，这时候可以在医生的指导下服用一些蛋白质粉。

★ 蛋白质粉不能代替食物

蛋白质粉最大的问题就是营养单一，所以最多只能作为一种补充，而不能取代食物营养。蛋白质粉营养单一，主要成分是大豆蛋白，而缺乏动物蛋白质，长期食用会导致动物蛋白质来源匮乏，起不到综合补充的作用。

另外，蛋白质粉缺乏其他营养素，如糖类、脂类、维生素、膳食纤维等等。过度依赖蛋白质粉会造成营养不良，严重的甚至会影响孕妈妈和胎宝宝的健康。

蛋白质粉和其他保健品不能说不好，但是毕竟不是普通的食物，所以对于需要百般呵护的孕妈妈和胎宝宝来说，都存在一定的风险因素，所以一定要在医生的指导下食用。对于身体健康的孕妈妈，我们不推荐使用任何保健品。

95

第83天

孕12周第6天

怎样做一个完美准爸爸?

准爸爸在孕妈妈怀孕时扮演着很重要的角色呢！要在宝宝还没呱呱坠地时，就要学着做个好爸爸，让孕妈妈有个快乐、健康的孕期。那么怎样才能做个好爸爸呢?

★ 轻抚孕妈妈的肚子

每晚睡前，轻轻抚摸孕妈妈的肚子，让她知道你有多么爱她和她肚子里的胎宝宝。这是促进夫妻感情及产生亲子联结的好方法。

★ 陪孕妈妈一起做产检

陪孕妈妈一起做产检，可带给她一种安心、幸福的感觉。若有不乐观的情况出现，也能共同分担、商量。

★ 分享孕妈妈的感觉

分享她的快乐与忧虑，可拉近夫妻双方甚至与胎宝宝的距离，培养出彼此互相信赖的关系与亲密的感情。

★ 不要再当"瘾君子"

为了孕妈妈和胎宝宝的健康，吸烟的准爸爸，最好要考虑戒烟了，至少不要在家里吸烟了。

★ 不要不做家务

准爸爸现在应该做一些家务了，比如在孕妈妈洗完澡后整理浴室、晾晒被子、提重物，以及替她做所有需要蹲下来或踮脚做的事情等。

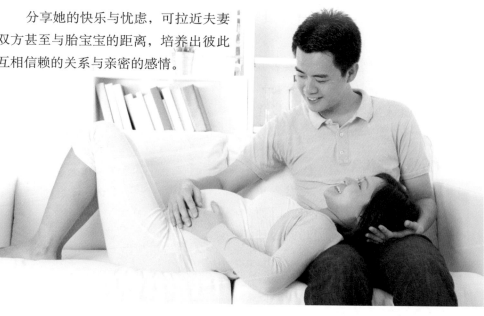

第**84**天
孕12周第7天

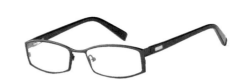

能不能戴隐形眼镜？

虽然怀孕了，但是很多爱美的孕妈妈还是不愿意取下隐形眼镜，换上带框的眼镜。那么，孕妈妈到底能不能继续戴隐形眼镜呢？

★ 孕妈妈要暂时告别隐形眼镜

隐形眼镜会对孕妈妈造成一定程度的伤害。

（1）孕妈妈怀孕期间内分泌会发生变化，可使角膜组织轻度水肿，角膜中心的厚度增加。如果此时戴隐形眼镜，会加重角膜的缺氧，使其敏感度降低，易发生角膜损伤。

（2）孕妈妈在怀孕期间泪液分泌减少，而且泪液中的黏液成分增多，戴上隐形眼镜后，眼睛常有异物感，感到眼干、磨眼而不舒服。

（3）孕妈妈在怀孕期间，眼结膜的小动脉会发生挛缩，血流量减少，若此时发生结膜炎会比平时更加痛苦。

（4）怀孕后孕妈妈眼角膜的弧度也会发生一些变化，如果戴原来的隐形眼镜会不舒服。

（5）有些孕妈妈在怀孕期间会出现眼压下降、视野缩小等现象，这些都会增加戴隐形眼镜的不适感。

近视的孕妈妈在生活中肯定有很多不方便的地方，除了不能戴隐形眼镜，下面几点也需要注意。

★ 尽量不要戴眼镜

有些孕妈妈并不是高度近视，只有在阅读或者看很细小的东西时才需要用到眼镜。如果不需要用眼镜也能看到，那就不要用。

★ 不要做视力矫正手术

做视力矫正手术会使用抗生素类和激素类药品，虽然量不大，但仍可能通过胎盘或母乳传给胎宝宝，抑制胎宝宝的正常发育。而且此时，孕妈妈体内的激素水平与平时大不相同，也不能很好地保证治疗效果。

最后，怀孕会使人的免疫力下降、抗感染能力变差，孕妈妈如果做手术，术后感染的几率也会增大。

第1月
第2月
第3月
第4月
第5月
第6月
第7月
第8月
第9月
第10月

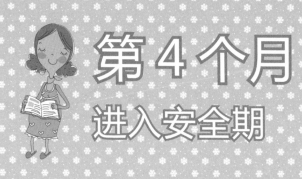

第4个月

进入安全期

怀孕4个月时，胎盘已经发育完全，孕妈妈流产的可能性减少，已经基本度过妊娠反应期。

此时孕妈妈对蛋白质、钙、铁的需求量比较大，对维生素D的需求量比平时多4倍，所以孕妈妈要多吃含钙的食物，少吃高糖分的食物，因其有消耗钙质的副作用。同时，也要少吃含盐分高的食物，摄入盐分太多易引起妊娠水肿。为预防便秘，还应多吃富含膳食纤维的粗粮和蔬果，适当锻炼，多喝水，可适当喝些蜂蜜和酸奶，注意节制食用冷饮。

要进行第2次产检，确定妊娠周数和胚胎是否存活，检测胎宝宝是否生长正常。

每天要换洗内衣内裤，最好选择吸湿性好、透气性强的纯棉制品。

坚持每天洗澡，保持皮肤清洁，水温不宜过高，适宜的温度是34~35℃，切忌坐浴，可采用擦浴或淋浴。

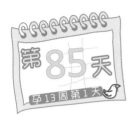

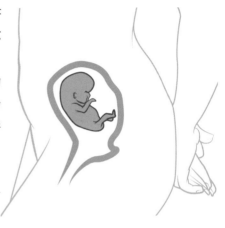

第85天
孕13周第1天

孕第4个月胎宝宝是什么样子?

到了本月，虽然胎宝宝的大小没有显著变化，身长还维持在14厘米左右，重量也不会超过190克，但他的身体系统复杂了许多，比如味蕾有了明显发展。最关键的是胎宝宝的肺部开始运作了，他会试探着做呼吸练习，为将来切断脐带以后，开始人生中第一次真正呼吸的那一刻做准备。在他做呼吸练习的同时，他的胸腔一起一伏，将肺里的羊水全部呼出来。他的小心脏也不甘落后，每天已经可以输送24升血液了。

这时胎宝宝喜欢在肚子里撒野：扭动、转身、蠕动、打拳、踢腿……可能是想试试看自己那新鲜而有趣的身体，在这个狭小空间里究竟能做多少动作吧。

第86天
孕13周第2天

孕第4个月孕妈妈是什么样子?

此时孕妈妈已经熬过了最难受、最烦躁的时期，感觉好多了。虽然还算不上精力充沛，但至少可以吃得下东西了。

也许现在孕妈妈的体重还没有显著上升，但在一些不太显眼的地方，孕相已经开始出现了。比如乳头颜色发黑，下腹部中间出现了一条黑线。这是由于发育中的胎宝宝将子宫顶出了它原来的位置。

孕妈妈的心脏负荷增加到了怀孕初期的2倍，达到每分钟输出6升血液，以满足各个器官的需求，保证胎宝宝的正常发育。

由于胎宝宝会在肚子里"练习体操"，到本月末，孕妈妈就会第一次感觉到胎动了。

第1月
第2月
第3月
第4月
第5月
第6月
第7月
第8月
第9月
第10月

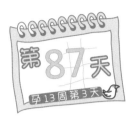

第87天

孕13周第3天

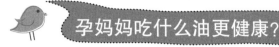

孕妈妈吃什么油更健康?

这个时期胎宝宝各系统功能的加强,使孕妈妈负担加重,需求量和消耗量增加,因而孕妈妈该加加"油"了。

★ 孕妈妈吃油应以植物油为主

食用油包括植物油和动物油两大类。动物脂肪因饱和脂肪酸和胆固醇的含量较多,应少吃。因此孕妈妈吃油应以植物油为主,以动物油为补充。

植物油的共同特点是富含不饱和脂肪酸(包括油酸、亚油酸和亚麻酸),其中油酸、亚油酸有一定的降低胆固醇、保护血管的作用。尤其是亚麻酸,它被人体吸收后会产生 EPA 和 DHA,这两种物质对胎宝宝的神经系统、大脑和视网膜的发育有很大的促进作用。

适当吃一点动物油脂有利于胎宝宝智力发育,不过孕妈妈无需特意吃动物油,只要保持荤素搭配,平时吃的肉食类中所含的动物油脂已经能满足基本需要了。

★ 孕期适宜选择的 8 种食用油

大豆油:益于胎宝宝神经、血管、大脑的发育生长。

亚麻籽油:有益胎宝宝大脑神经系统发育,对预防胎宝宝智力低下、保证其视力发育也有帮助。

核桃油:促进孕妈妈身体功能健康平衡、改善记忆力,并对胎宝宝脑部发育有益。

花生油:具有抗血小板凝集的作用,能预防心脑血管疾病。

玉米油:降低胆固醇,有较高的营养保健价值。

葵花籽油:利于胎宝宝大脑发育,能保护血管,预防干眼症、夜盲症等。

橄榄油:降低胆固醇,预防心脑血管疾病等。同时能改善消化功能、增强钙的吸收,促进胎宝宝的生长发育。

茶油:促进胎宝宝神经系统、骨骼和大脑发育,还能促进钙的吸收。

这些油不要单独吃一种,至少 3 种或以上搭配着吃。

孕妈妈怎么吃油更健康？

孕期吃油好处多，但不同食用油中所含维生素等营养成分、脂肪酸的比例、遇热后的稳定性也不同，所以孕妈妈要学会科学、正确地吃油。

★ 换着吃更营养

每种食用油所含营养和稳定性均不同，所以不要只吃一种油，要变换交替着吃，以此保证孕妈妈营养均衡。

★ 油温不宜过高

食用油里含有单不饱和脂肪酸，而这种物质在高温下会变成饱和脂肪酸和其他有害物质，油中的营养也会有所损失。所以最好不要高温炒菜。

★ 学会巧"控油"

孕妈妈要控制食油量，可以使用不粘锅等，减少用油量。做菜多用煮、炖、蒸、拌等烹调方式，可以巧"控油"。

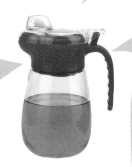

★ 禁用反复煎炸过的油

食用油不要反复用来煎炸食品，更不要用煎炸油来炒菜。因为反复用过的油，营养成分会大部分丧失，还会产生许多有害物质，对孕妈妈和胎宝宝健康不利。

★ 不吃散装油、过期油

生产日期不明的散装油，其质量无法保证，极有可能出现安全问题，孕妈妈吃了有害健康。另外，超过保质期的油，也一定不要吃。

★ 特殊功能的油要少吃

有的食用油标注有较好的降血脂、抗衰老等功能，这类油主要针对慢性病患者、老年人等特定人群，其营养价值无法断定。以防万一，孕妈妈还是少吃这类油为好。

第1月
第2月
第3月
第4月
第5月
第6月
第7月
第8月
第9月
第10月

第**89**天

孕 13 周第 5 天

上班的孕妈妈在办公室准备什么零食?

通常,上班的孕妈妈比在家待着的孕妈妈更难保证足够好的饮食,所以更应该有计划地准备每天的零食。

★ **孕妈妈选购零食的原则**

⇒ 营养第一

选择富含各种胎宝宝营养需求的零食,能够通过零食补充钙质、蛋白质等。

⇒ 新鲜度

注意各种零食的保鲜情况,将过期、已过期的食品都不要吃。开封后的食品要按说明,在规定的时间内食用完。

⇒ 抛弃"可疑分子"

对于那些异形、异味的食品都应抛弃。而未曾尝试过的新鲜食物更要远离,避免过敏等情况发生。

★ **几种适合孕妈妈的零食**

红枣

含有丰富的维生素 C,能提供丰富的铁元素。但是也不宜吃太多,否则很容易产生胃胀气,每天吃 3~5 颗即可。

酸奶

含一定量的益生菌,可以帮孕妈妈调节肠胃,同时富含蛋白质,容易被消化吸收。

核桃

含有丰富的维生素 E、亚麻酸以及磷脂等,能促进胎宝宝大脑发育。但多吃会造成孕妈妈身体发胖,也会影响其正常的血糖、血脂和血压。

全麦面包

能够增加体内的膳食纤维,补充更全面的营养,改善便秘问题。

西梅

富含钾元素,能维持人体电解质平衡;也富含铁,能预防缺铁性贫血。

海苔

含有多种矿物质,有助于维持人体内的酸碱平衡,而且热量低,膳食纤维含量高。宜选择低钠盐的海苔。

第1月
第2月
第3月
第4月
第5月
第6月
第7月
第8月
第9月
第10月

第90天
孕13周第6天

如何保证营养又能控制体重？

饮食并非少吃就能减肥，如进食的技巧、食物的烹调、外食的选择等等，都是控制体重的关键。

★ 定时定量

一日三餐不定时最容易导致发胖，也会影响身体健康。所以，定时定量才是健康的饮食方式。

★ 改变进餐顺序

正确的进餐顺序是先喝汤，再吃饭菜。

★ 拒绝快餐店的诱惑

一般快餐店的烹调方法，常是高油、高盐、高糖，孕妈妈吃了会造成胆固醇、热量摄入过量。所以，应当拒绝快餐外食。

★ 用西红柿解馋

有些孕妈妈喜欢吃一些糖分高的点心，但这些食物正是导致发胖的重要因素。所以当还没到进餐时间却又饿了的话，吃个不易发胖又有饱足感的西红柿，解解馋吧！

★ 巧喝营养高汤

高汤中富含孕妈妈和胎宝宝所不可或缺的钙质，但在饮用高汤之前，要除去漂浮在汤表面的油脂，才能保证既摄取了营养，又不会发胖。

★ 改变烹调方式

尽量用水煮、蒸、炖、凉拌、氽烫、烩、卤的烹调方式，其中，以氽烫的方法最健康。以上的烹调方式糖分、酒、芡汁等加入较少。

★ 多吃绿色蔬菜

用餐时，多吃蔬菜。蔬菜里的膳食纤维易使人产生饱腹感，不易发胖。带汤汁的菜肴，应将汤汁稍加沥干后再吃。

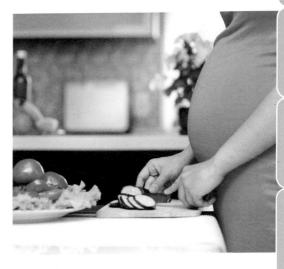

什么时候才能感觉到胎动?

到这个时候,有些孕妈妈可能会想,为什么还没有胎动呢?到底什么时候才会有胎动呢?

胎动指的是胎宝宝在子宫里的活动。它不仅仅是胎宝宝生命的征象,还是孕妈妈和胎宝宝建立紧密亲情联系的重要纽带。

在怀孕满4个月后,即从第5个月开始,母体才能明显感到胎宝宝的活动。

胎动正常,表示胎盘功能良好,输送给胎宝宝的氧气充足,胎宝宝在子宫内生长发育健全,很愉快地活动着。

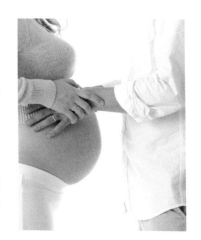

长黄褐斑了该怎么办?

很多孕妈妈在怀孕后脸上会长出一些斑点,这就是黄褐斑。虽然这些黄褐斑会在产后自动消失,但此时也可以采取一些措施,尽量减轻皮肤色斑加深的程度。

★ 黄褐斑是怎么来的

黄褐斑是由于组织细胞间的微循环受阻,细胞溶解死亡,黑色素增多形成色斑沉着所造成的。脸部的表皮层最薄,毛细血管最丰富,也最易形成色素沉着。

★ 预防黄褐斑要吃好睡好

少食咸鱼、咸肉以及腌、腊、熏、炸等食品,多摄取新鲜水果、蔬菜和具有消退色素作用的冬瓜、西红柿、土豆、卷心菜、花菜、鲜枣、橘子和动物肝脏等,这些食品对消除黄褐斑有一定的辅助作用。

抑郁的情绪再加上经常熬夜,会加重黄褐斑,所以孕妈妈应该保证良好充足的睡眠,以及放松的心情。

第93天

孕14周第2天

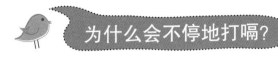

为什么会不停地打嗝?

在孕中期,有些孕妈妈常常会不停地打嗝,这是怎么回事呢?

★ 孕期经常打嗝的原因

(1)孕期胃酸分泌减少,胃肠蠕动减弱,出现不同程度的消化功能减退而引起打嗝。

(2)随着胎宝宝及子宫的逐渐增大,膈肌抬高引起打嗝。

(3)由其他消化系统疾病引起。

★ 缓解打嗝的方法

(1)拉伸舌头:打嗝时,先用一块干净的纱布包在舌头上,然后用手指捏住舌头向外拉,这个时候你会感到腹部有气体上升,打嗝就会停止了。

(2)压眼球:打嗝时,用手掌稍稍用力按住眼球,随后会有一股气体从胃中排出,打嗝即止。如果这个方法没什么效果,可按压按压上眼眶边缘,也可消除打嗝,但患有青光眼、高度近视和心脏病的人,不宜用此法。

(3)按摩:仰卧,用两手拇指同时按双眼鱼腰穴(眉毛中点处),由下向上按压,力度由轻到重(局部可按揉),此时会有酸胀感。按摩时,要憋气,再用力呼出,反复两三次,即可停止打嗝。

(4)饮温开水:打嗝时,喝一大口温开水,不要一次咽下,慢慢地分几次咽下,然后稍待片刻,就能有效地止住打嗝。

(5)饮糖醋汁:10毫升醋和10克白糖混合,加少许水调成糖醋汁,饮服后可停止打嗝。

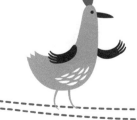

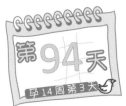

导致胎宝宝畸形的因素有哪些?

所有准爸爸和孕妈妈都希望生出一个健康漂亮的胎宝宝,那么在怀孕期间就要谨慎小心了。饮食、生活习惯稍有不慎,就可能严重地危害胎宝宝的健康,导致畸形。

★ 吃含重金属的鱼

一些污染海域的海产,特别是大型海洋鱼类中汞的含量严重超标,食用这些食物有可能生下畸形胎宝宝。

★ 吃霉菌污染的食物

孕妈妈如果误食了被霉菌素污染的食物,那么霉菌毒素有可能通过胎盘造成胎宝宝体内的细胞染色体断裂,从而致畸。

★ 饮酒

酒精会通过胎盘进入到胎宝宝的身体中,对胎宝宝产生严重的伤害。

★ 接近猫狗

猫狗身上一般都会携带细菌,这些细菌也易导致胎宝宝畸形。

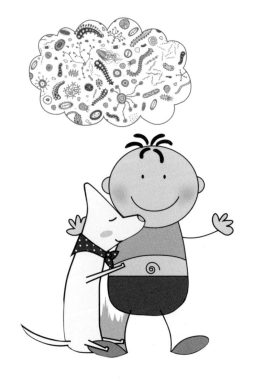

第95天

孕14周第4天

第1月
第2月
第3月
第4月
第5月
第6月
第7月
第8月
第9月
第10月

怎样去除蔬果上的残留农药?

食用蔬菜和水果上的残留农药会在一定程度上影响人体生育功能，以及胎宝宝健康。因此食用蔬果前要特别注意去除其残留农药。那么该怎样去除蔬果上的残留农药呢?

★ 浸泡法

适用于去除叶类蔬菜上的农药残留，一般先冲洗后浸泡，浸泡后再以流动水冲洗。

清水浸泡：先以清水冲洗蔬菜，再用清水浸泡15分钟左右，反复2次可清除大部分残留农药。

淘米水浸泡：将蔬菜在淘米水中浸泡10分钟左右，再用清水洗。最好将刚淘米的水放置一段时间，洗菜效果会更好。

淡盐水浸泡：将蔬菜用清水冲洗后，泡入2%的盐水中10分钟，再用清水清洗2遍。

碱水浸泡：清水加食用碱5~10克，把冲洗后的蔬菜放入碱水中浸泡5~10分钟后，再用清水漂洗干净。

★ 储存法

对易于保存的瓜果，有些农药会随着放置时间的延长而缓慢分解。存放时间一般在10~15天，但食用时，还是要清洗后再削皮吃为好。

★ 去皮法

去皮主要用于苹果、萝卜、冬瓜、南瓜等蔬果。但在削皮前后都要进行冲洗，以免将农药残留物带到果肉上。

★ 加热法

花类蔬菜可先浸洗，然后放到沸水中汆烫2~5分钟，捞出再清洗1~2遍。

★ 日照法

蔬菜、水果在阳光下照射5分钟，农药的残留量会减少60%。

使用洗洁剂：洗洁剂都含有表面活性剂，去油能力较强，但因为其含有化学成分，若长期摄入这类物质，则可能会对人体产生蓄积性伤害。

第96天
孕14周第5天

怎样煲汤才营养？

孕妈妈的营养对胎宝宝很重要，所以为了胎宝宝的健康一定要科学饮食。下面给各位孕妈妈介绍一下正确的煲汤方法。

★ 原料要新鲜

煲汤的原料一定要新鲜，宜选用低脂、低糖、低热量的食材煲汤，来源可以是鱼类、肉类、蔬菜、水果等。

★ 步骤要正确

炖骨头汤之前，先将洗净的骨头砸开，然后放入足量清水，慢慢加温，在水烧开后加入适量醋，因为醋能使骨头里的磷、钙溶解到汤内。记住，不要过早放盐，因为盐能使肉里含的水分很快跑出来，并加快蛋白质的凝固，影响汤的鲜美。

★ 时间要适宜

煲汤时间以 1~1.5 个小时为宜，时间过久会导致营养大量损失。另外，掌握火候也同样重要，通常是先用大火煮开，再转小火保持沸腾即可。

★ 器具要用对

不可用紫砂锅煲汤。紫砂中含有较多的二氧化锰、氧化镍等化工原料，煲汤过程中，会微量溶解在食物中，孕妈妈食入后，会对自身以及胎宝宝造成不良的影响。

推荐汤谱

排骨萝卜汤

原料：

猪排骨200克，白萝卜250克，姜片、葱段、料酒、盐、香菜各适量。

做法：

①猪排骨洗净后顺骨缝切成单根，斩成段，放入沸水锅中焯烫后捞出，洗去血沫；白萝卜洗净去根须，切块焯水过凉备用。

②锅内放入适量清水，放入焯好的猪排骨、姜片、葱段、料酒，大火烧开后改小火煲 1 个小时，放入白萝卜块，大火烧开后改小火慢炖 30 分钟，加盐调味，撒入香菜即可。

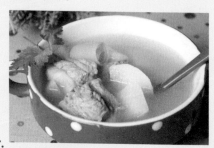

第97天
孕14周第6天

汤应该怎么喝?

上面说了怎样煲汤才能更营养，那孕妈妈又知不知道喝汤也有学问呢?

★ **不同季节煲不同的汤**

不同季节选择不同的汤可预防一些季节性疾病，比如夏天选择绿豆汤、冬天选择羊肉汤等。

★ **既喝汤也要吃肉**

一般更多的营养素会保留在汤渣中，因此应既喝汤又吃肉。

★ **多食"杂烩汤"**

不管是什么食物，都不会同时含有所有的营养素，因此为了营养全面，应多种动物或植物性食材混合煮汤。

★ **不喝"烫嘴"的汤**

不要喝太烫的汤，喝的时候也不要过急。

★ **喝汤要选对时间**

一日三汤应选择中午多喝汤，而早餐、晚餐宜适量；饭前、饭中喝汤，饭后不喝汤；禁止汤泡饭一起食用。

推荐汤谱

海带豆腐汤

原料:

豆腐1块，海带50克，酱油10毫升，姜2片，白糖、高汤各适量。

做法:

①豆腐切小块；海带洗净切条。

②锅中倒入高汤煮开，放入豆腐块及海带条，加入姜片煮开，再加入酱油、白糖即可。

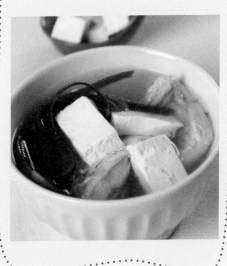

第1月
第2月
第3月
第4月
第5月
第6月
第7月
第8月
第9月
第10月

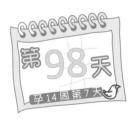

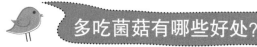

多吃菌菇有哪些好处？

菌菇不仅味美独特、口感爽滑，而且对孕妈妈有很多好处，是孕期不可缺少的食物。

★ 菌菇对孕妈妈的好处

（1）增强身体免疫力，起到预防疾病的效果。

（2）保护巨噬细胞免于自由基的侵袭，保证体内细胞正常运作。

（3）降低血脂，促进胆固醇代谢。

（4）促进胰岛素分泌、降低血糖，改善糖尿病孕妈妈的病情。

（5）有抗衰老的作用，使孕妈妈充满活力。

★ 5大菌菇任你选

平菇：含有抗肿瘤细胞的多糖体，能提高机体免疫力，所含牛磺酸可消除胆固醇，消化、吸收部分脂肪类的物质。

金针菇：含有很高的赖氨酸，可以促进胎宝宝大脑的发育。

杏鲍菇：含有膳食纤维、矿物质、维生素和十几种氨基酸，能够有效地辅助降低血糖。

香菇：高蛋白、低脂肪，多吃可以强身健体，增加对疾病的抵抗能力，促进胎宝宝的发育。而且香菇富含维生素D，有助于人体对钙的吸收。

草菇：含丰富的维生素C，可促进新陈代谢，提高免疫力。草菇还有解毒的功效，可以和进入人体的铅、砷等一些重金属结合，使其随着小便排出体外。

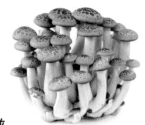

推荐食谱

什锦菌菇汤

原料：

海鲜菇、口蘑、草菇、香菇各70克，葱花、植物油、盐各适量。

做法：

①将香菇、口蘑切片洗净；草菇纵向切半洗净；海鲜菇洗净沥干水分。

②将所有菌菇放入滚水锅中焯水，过凉水后沥干水分。

③锅中加水煮滚后放入菌菇煮熟，加入葱花、植物油、盐调味即可。

第1月
第2月
第3月
第4月
第5月
第6月
第7月
第8月
第9月
第10月

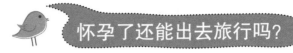

第99天

孕15周第1天

怀孕了还能出去旅行吗？

在怀孕中期，孕妈妈已适应怀孕的生理变化，身体状态最佳，不适症状最少，而且发生流产或早产的机会最小，因此相对来说是比较安全的，如无特殊情况，是可以外出旅行的。

但值得注意的是，对于那些患有高血压、心脏病、贫血或肝肾疾病及其他妊娠并发症的高危妊娠孕妈妈，就算是在妊娠中期，为了做好孕期保健，保证安全，也是不宜出远门外出旅行的。但是可以在附近的公园等地方走走。

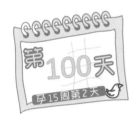

第100天

孕15周第2天

外出旅行需要注意什么？

★ **短途旅行最适合**

旅行最好为短途，避免过度疲劳；最好选择人少的旅游地区，多了解旅游点的气候和天气。

★ **准备工作要做好**

旅途中最好选择穿脱方便、宽松的运动衣裤，鞋子也要选择低跟防滑运动鞋。如果旅游点天气炎热，帽子、防晒霜是不可少的。

★ **避免颠簸防孕吐**

有条件的，最好选择乘飞机，不宜乘坐长途汽车。这个时候虽然孕吐阶段已经过去，但晕车仍会引起呕吐，孕妈妈应携带几个塑料袋以备不时之需。

★ **远离刺激性运动**

不要进行太疲劳的运动，如爬山等。因为疲劳是可能导致感冒发热、流产、早产及破水的危险因素。千万要避免刺激性的运动，如过山车、跳楼机等。

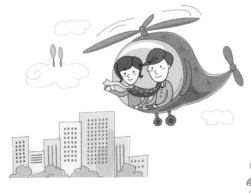

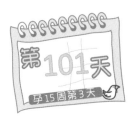

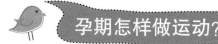

第101天
孕15周第3天

孕期怎样做运动？

孕妈妈除了保证足够的睡眠，还要适当做些运动，不要整天闷在家里或是躺在床上不动。

★ 运动前做好准备工作

（1）多准备饮用水，活动时出汗多，体热散得快，所以补充水分很重要。

（2）做好准备活动，使全身关节和肌肉得以舒展开来。

★ 运动时要加倍小心

此时胚胎正处于发育阶段，所以在选择运动时要格外注意，应以有氧、慢节奏的运动为主，跳跃、扭曲或快速旋转这样的运动千万不能做。

★ 多做有氧运动

散步可以稳定情绪，增进食欲和促进睡眠，保持肌肉健康，有利于顺利分娩。每天散步时间的总和在1~2个小时。散步最佳时间为每天早上起床后和晚饭后。散步时行走要缓慢，以免身体振动幅度过大。

经常游泳可以改善情绪，减轻妊娠反应，对胎宝宝的神经系统发育有很好的作用。但要选择卫生条件好、人少的游泳池。

第102天
孕15周第4天

怀了多胞胎，运动安全吗？

怀有双胞胎的孕妈妈的肚子比单胞胎妈妈要大，所以有些锻炼会让其不舒服。所以最好先咨询医生意见，寻求其他安全的方法来保持体力。但如果遇到以下情况，最好停止运动。

★ 出现下面情况要停止运动

（1）感觉到出现宫缩的症状。

（2）感觉到骨盆受到压力。

（3）有阴道出血、腰酸等。

（4）出现水肿，特别是足部出现水肿。

第1月

第2月

第3月

第4月

第5月

第6月

第7月

第8月

第9月

第10月

第103天

孕15周第5天

孕期偏食有什么危害?

有些家长发现自己的孩子有偏食现象，常感到无能为力。其实，造成孩子偏食的源头有可能发生在胎宝宝期。所以孕妈妈要注意了，如果在孕期偏食，生下来的胎宝宝也可能会偏食的。

★ 胎宝宝能记住食物的味道

胎宝宝能通过子宫"品尝"到食物的味道，不仅如此，他们还有超强的记忆力，能通过在子宫内的"品尝"，熟悉妈妈曾吃过的食物味道。所以孕妈妈在孕期最好不要偏食。

★ 偏食的危害

（1）容易导致早产，使胎宝宝机体功能低下，或者发育受限，甚至致畸形。

（2）即使是足月生产的胎宝宝，体重也较同龄儿轻。

（3）宝宝长大后患糖尿病、高血压等疾病的几率增高。

第104天

孕15周第6天

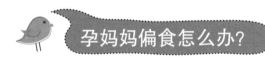

孕妈妈偏食怎么办?

有些孕妈妈在孕前就有以下偏食习惯。如果遇到这些情况，有什么补救方法呢?

★ 不爱吃蔬菜

可在两餐之间吃一些富含维生素C的水果，如草莓、猕猴桃等，也可将其榨成果汁饮用。同时应多食用粗粮。

★ 不能或者不爱喝牛奶

可以选择酸奶和奶酪。有乳糖不耐受症的孕妈妈可以选用羊奶或者专用的低乳糖奶粉，或者每天喝杯孕妇配方奶粉。

★ 不爱吃蛋类

可以喝点乳清蛋白粉。多吃点富含维生素C的蔬菜和水果，可以促进铁质的吸收。同时，每天吃30克左右的坚果为宜。

★ 不爱吃肉类

可多摄取奶制品。多选用豆制品和全谷物粮食，每天保证食用1~2个鸡蛋。

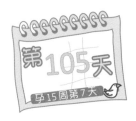

第105天
孕15周第7天

胎宝宝在肚子里怎么呼吸？

胎宝宝生活在羊水当中，是通过脐带来呼吸的。

胎宝宝的生存和发育依赖母体，所需要的营养、氧气是经脐带供给的。通过胎盘的血液循环，胎宝宝从母体摄取必需的营养物质和氧气，排出废物和二氧化碳。

一般到孕期的第16周，胎宝宝开始打嗝，这是胎宝宝呼吸的先兆。但由于胎宝宝的气管充斥的不是空气，而是流动的液体，所以刚开始还听不到什么声音。而胎宝宝真正开始呼吸是在分娩时，此时胎宝宝受到挤压排出体外，在接触到空气时开始自动建立呼吸。

第106天
孕16周第1天

胎宝宝能看见东西了吗？

大部分人认为，胎宝宝在子宫里不会看到任何东西，其实不是这样的。

在孕第2个月时，胎宝宝的眼睛就已开始发育，到了第4个月时，对光线已经有了反应。

虽然此时胎宝宝已经可以对光照有反应，但仍很微弱，暂时不宜用光线刺激。如果要做光照胎教的话，最好等到孕第6个月以后。

孕第6个月以后，胎宝宝眼睛发育更进一步，在子宫里其实还是看不清东西的。因为子宫内是一个相对黑暗的环境，就算有光线刺激，经过腹部和羊水，也只是看到一团朦胧的柔光而已。

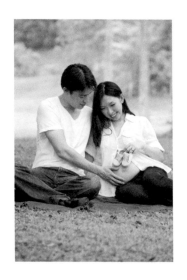

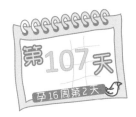

孕妈妈怎么开始睡觉打呼噜了？

有的准爸爸可能会发现，孕妈妈最近睡觉老打呼噜，这是怎么回事呢？该怎么做才能有所改善？

打呼噜可能仅仅是由于怀孕时正常的呼吸不畅造成的，但同时可能意味着睡觉时的呼吸暂停，在短期内造成吸入的氧气量减少。而孕妈妈不仅自己在呼吸，也在为肚子中的胎宝宝呼吸，所以氧气对于孕妈妈来说十分重要。因此最好让打呼噜的孕妈妈留意一下睡眠时的呼吸暂停，睡觉时开一个空气加湿器，并把头部垫高，必要时咨询一下医生。

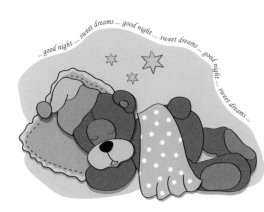

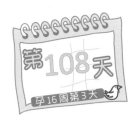

娱乐聚餐要注意些什么？

孕妈妈若是赶上节日娱乐聚餐，一定会非常苦闷。玩又不能放开玩，吃又不能放开吃，有太多的事情需要注意了。

★ 最好在家聚餐

娱乐聚餐活动最好选在家里，既方便舒适，又能相互交流情感。吃饭时一起动手，做一顿丰盛的晚餐，既加深了家庭成员的感情，还能一享口福。而外出就餐，很难保证饭菜的卫生，而且人多，还会使得就餐环境较差，不利于孕妈妈和胎宝宝的健康。

★ 不要到KTV场所

豪华歌舞厅里空气污染较重，且音乐刺耳，往往在100分贝以上。如果多次进入包厢唱歌且每次时间又长的话，对胎宝宝生长发育极为不利。

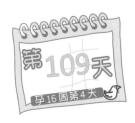

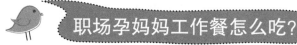

职场孕妈妈工作餐怎么吃？

孕妈妈在上班期间最大的饮食烦恼，一是较难满足想吃就吃的条件，二是担忧工作餐缺少营养。那么，孕妈妈究竟该如何将工作餐吃得健康舒服呢？

★ 选择丰富的菜式

在选择菜式时，孕妈妈应该挑选种类丰富、有营养的套餐，从而达到营养均衡。

★ 油炸食物要慎吃

工作餐中如果有油炸食物，孕妈妈最好不要吃。油炸类食物，在制作过程中使用的食用油难免是已经用过若干次的回锅油。这种反复沸腾过的油中有很多有害物质。

★ 拒绝口味重的食物

一般工作餐不像家里的饭菜，菜不会刚好咸淡适宜，而孕妈妈又不能吃味道太重的食物，否则可能引起血压上升或双脚水肿。所以面对辛辣、调味重的食物应明智地拒绝。

★ 注意餐厅卫生

有的单位没有安排午餐，孕妈妈必须去外面餐厅吃饭，但是在选择餐馆的时候要注意卫生状况，最好自带餐具，以免感染细菌。

★ 和同事拼菜

想要工作餐既丰富又经济，孕妈妈可以和同事们一起拼菜吃饭。这样可以多点一些菜式，荤素搭配，营养更均衡。

快餐虽然方便，但是并不适合孕妈妈。因为孕妈妈一个人吃两个人的东西，需要的营养会大大增多。而快餐的烹调方式十分不健康，都是高盐、高油，容易造成高热量和高胆固醇。所以孕妈妈应避免外食，尽量在家吃，吃营养价值比较高的食物。工作的孕妈妈也可以从家里带上便当去单位，保证健康和营养。

第 1 月
第 2 月
第 3 月
第 4 月
第 5 月
第 6 月
第 7 月
第 8 月
第 9 月
第 10 月

第110天

孕16周第5天

上下班要注意哪些安全问题?

怀孕期间,很多妈妈都坚持工作、怀孕两不误,那孕妈妈在上下班时需要注意哪些问题,才能既安心工作,又保证腹中胎宝宝的健康成长呢?

★ 坐公交、地铁要亮明身份

避开高峰时段

避开高峰时段,上班早起一些,下班晚走一些,人就不会太拥挤。如果可能的话,跟领导请示一下,上班尽量晚一点,下班可以适当提前走,虽然会扣工资,但为了胎宝宝的健康还是要做些其他方面的让步。

慢上慢下,注意安全

在上下公交车或地铁的时候要注意安全,不要拼命追赶即将发动的汽车或地铁,不要与他人争抢车门、座位,以免造成危险。

尽量找个座位坐下

乘车途中最好找个位子坐着,如果没有座位,可以客气地请别人让一下。如果是乘坐公交车,选择靠前的位置,这样能减少颠簸,以免有意外发生。

★ 自己开车有危险

不宜长时间开车

开车时长期处于单一姿势,坐的时间过久,会使得孕妈妈腰部受力过大,致使腹压过大,从而可能引发流产。这里建议孕妈妈最好不要自己开车。

注意行车安全

孕妈妈在开车时应系上安全带,速度适中,确保行车安全。避免在凹凸不平或弯曲的路面上行驶,更不要快速行驶,以防紧急刹车碰撞腹部。

★ 孕妈妈系安全带的正确方法

腰带避开隆起部位,放在髋骨的最低位置,即两侧髋骨的突起部分和耻骨的结合处。最好是绑住大腿。不能让腰带横切在隆起的肚子上。

肩带也要避开隆起的肚子,从头侧部通过双乳之间到达侧腹部。不能让肩带横切过肚子,另外,小心带子偏头一侧可能摩擦颈部。

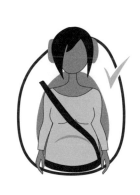

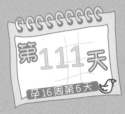

第111天

孕16周第6天

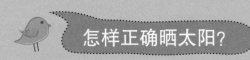

怎样正确晒太阳？

由于胎宝宝的生长发育，孕妈妈要比别人需要更多的阳光，才能满足身体吸收钙质的需求，以保证胎宝宝的骨骼正常发育。

晒太阳对于孕妈妈而言，是一个重要而又经济的补钙良方。太阳光中有3种光线：红外线、可见光线、紫外线。紫外线照到人体的皮肤上，可穿透皮肤表面，作用于皮下的脱氢胆固醇，合成维生素D，维生素D可以促进肠道对钙的吸收，从而帮助胎宝宝的骨骼生长，还可预防佝偻病。那孕妈妈怎样晒太阳才是科学的呢？

☆ 不要隔着玻璃晒太阳

坐在屋子里隔着玻璃晒太阳虽然会感到温暖，但却接受不了日光的营养。所以孕妈妈尽可能在自然条件下接受阳光。这是因为玻璃会吸收一部分紫外线，影响维生素D的合成。

☆ 尽量保证每天的日晒时间

晒太阳要足量，冬季每天不少于1个小时，夏季每天不少于半个小时。

☆ 掌握每天最佳日晒时间

日晒时间选择上午9~10点、下午4~5点为宜。在这2个时间段中间的时段为中午，阳光中的紫外线过强，长时间日晒会对皮肤造成伤害，应避开这个时间段。

☆ 注意季节性

如果处于夏季，则要尽量避免暴晒，阳光中的紫外线过强会伤害皮肤，也会影响胎宝宝正常发育，还可能引发中暑。所以适当减少晒太阳时间，避免直晒，而到了冬季，则要尽量多外出晒太阳。

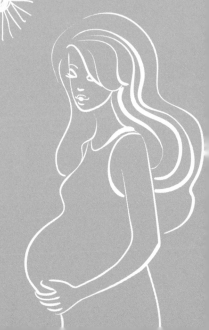

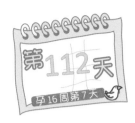

怎样处理婆媳关系?

良好的婆媳关系在孕期显得尤为重要,这是需要孕妈妈与婆婆双方的理解、包容,才能构建的。

★ 婆媳矛盾产生的原因

大部分婆婆都会对儿子太过疼惜,会让儿媳觉得自己像一个外人。而婆婆年迈,容易因小事唠叨,让儿媳觉得厌烦。诸多的小事积累起来便形成了矛盾。

★ 处理婆媳关系

不要拒绝婆婆的好意

孕妈妈怀孕了,婆婆一定想要照顾你,但很多孕妈妈不愿意和婆婆住在一个屋檐下,尽管这样,也不要一开始就拒绝婆婆住进来。如果实在抗拒,可以让老公协调。

双方相互体贴

多体贴老人,用心记住婆婆有什么喜好,给她买点喜欢的东西。平时在外人面前也多夸赞婆婆。

尊重婆婆的个人习惯

人的习惯是很难以改变的,不能因为看不惯婆婆做的某些事情而制止她,否则容易起不必要的冲突。

不要把一切事情都丢给婆婆做

虽然有孕在身,但是也不要指望婆婆帮你做所有事情。你要知道,婆婆毕竟不是自己的妈妈,她不可能像对待自己的亲生女儿一样处处为你着想到位。所以在一些琐事上不要计较,能做的尽量自己做,不能做的则去求助老公。

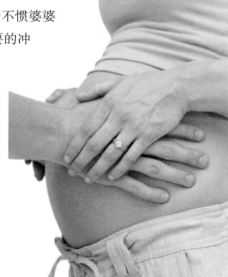

第1月
第2月
第3月
第4月
第5月
第6月
第7月
第8月
第9月
第10月

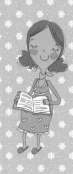

第5个月

该穿上孕妇装了

　　孕第5个月是胎宝宝迅速成长的时期，要加强各方面的营养。多吃蔬菜、豆类食物；多喝牛奶，以补充钙质。

　　孕妈妈随着腹部的膨大，消化功能受到一定影响，容易出现便秘，因此也要多吃些薯类、藻类及含膳食纤维多的蔬菜。

　　在生活上，由于孕妈妈的疲劳和不安，以及胎动、睡眠姿势受限制等因素，可能会经常失眠。这时如果睡不着干脆看一会书，心平气和自然能够入睡了。

　　另外，沉重的身体会加重腿部肌肉的负担，因此孕第5个月的时候容易出现腿抽筋、疼痛，睡觉前可以按摩腿部或将脚垫高。

　　此时可以穿着宽松的衣服，选择自己喜欢的孕妇装，保持心情愉快。

　　值得注意的是，这时期夫妇双方可以适当地同房，但要特别小心，不要过劲，同时要注意减少同房次数。

第1月
第2月
第3月
第4月
第5月
第6月
第7月
第8月
第9月
第10月

孕第 5 个月胎宝宝是什么样子?

本月初胎宝宝生长较快,体重大约有 100 克。胎宝宝腿的长度超过了胳膊,手指甲也生长完成,指关节也开始运动。孕妈妈接收到的刺激可以直接反应至胎宝宝的动作上,胎宝宝能够敏锐地感应到母体环境和心态的变化。

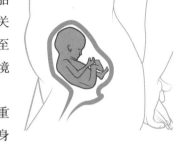

直到本月末,胎宝宝会长到 14~16.2 厘米,体重260 克左右,并开始有听觉了,也开始长脂肪了,全身长出细毛,头发、眉毛等已长齐。肾脏可以产生尿液了,脑部的指示已经可以传达到某些感觉神经。皮肤渐渐呈现出美丽的红色,可以见到皮下血管,呼吸肌开始运动,并有分泌现象。骨骼大部分由软骨逐渐变硬。

胎宝宝会在子宫内做出各种动作,对外界刺激变得敏感,有时以脚踢妈妈腹部的方式来表达自己的存在,孕妈妈也可以清楚地感受到胎动。

孕第 5 个月孕妈妈是什么样子?

随着胎宝宝的长大,孕妈妈的肚子也逐渐增大,怀孕第 16 周时在肚脐和耻骨联合之间可以摸到子宫上缘。由于子宫比较大了,骨盆已经装不下,它正在向腹部平和地推进。

这时,妈妈还可以穿过去宽松的衣服,但是会明显感觉到腰变粗了,同时,孕妈妈的臀部正在变大。现在孕妈妈的皮肤可能有些变化,脸和脖子上都会出现黄褐斑,从肚脐到耻骨也会出现一条垂直黑褐色妊娠线。如果孕妈妈白天基本上都是坐着,那么妈妈会感觉到尾骨有些疼痛。在呼吸时,孕妈妈会比平时多吸入40%~50% 的空气,这是由于体内血液增多,心跳也加快。所以,必须穿上比平时再大一号的内衣才行。

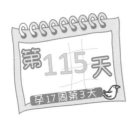

第115天

孕17周第3天

孕中期该怎么安排膳食？

妊娠中期是胎宝宝迅速发育时期，孕妈妈妊娠反应减轻，食欲增加，那么该怎样安排膳食才更合理呢？

★ 饮食平衡，掌握好量

每天应有谷类主食350~500克，如米、面、玉米、小米等。动物性食物每天摄入100~150克，如牛肉、羊肉、猪肉、鸡肉、鱼肉、蛋类等。动物内脏每天摄入50克，每周至少吃1~2次；水果每天摄入100~200克；蔬菜每天摄入500~750克；奶及其制品每天摄入250~500克；豆类及其制品每天摄入50克，如豆腐、豆浆、红豆、绿豆、黄豆等；油脂类每天控制在25克，如植物油等。

★ 粗细粮搭配，营养更全面

长期吃精制食物会缺乏B族维生素，而粗粮中含有丰富的B族维生素可以相互弥补，使营养摄入更全面。

★ 荤素搭配

荤菜中可以提供胎宝宝生长发育所需要的蛋白质、脂肪等营养素，但荤菜中所含有的维生素和膳食纤维不多，所以要荤素搭配才能保证营养全面。

★ 适当加餐，保证营养

此时因各方面的原因，应选择体积小、营养价值高的食品。少食多餐，可在两个正餐之间安排加餐。另外，当机体缺乏某种营养时可在加餐中重点补充。

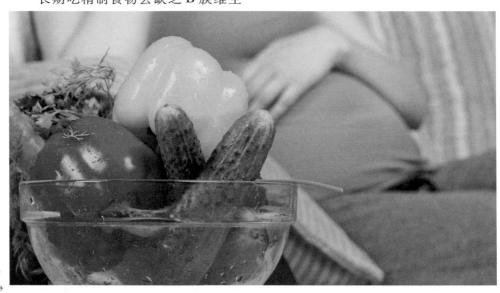

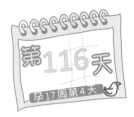

哪些食物会对胎宝宝大脑发育有害?

孕妈妈的饮食不仅关乎胎宝宝的身体健康,更能够影响胎宝宝的智力发育。建议妈妈少吃或者不吃以下5种不健康的食物,因为这些食物有可能使胎宝宝脑部受损。

★ 5种不健康食物

含过氧化脂质的食物
摄入过多过氧化脂质易导致胎宝宝大脑早衰或痴呆,直接有损其大脑的发育。常见的含过氧化脂质的食物有煎炸食物、腌渍食品。

含铅食物
食物中含铅量过高会损伤胎宝宝大脑,引起智力低下。常见的含铅食物有爆米花、松花蛋、啤酒等。

含糖精较多的食物
糖精用量应有所限制,否则易损害胎宝宝大脑、肝脏等细胞组织。

含铝食物
人体如果每天摄入的铝量超过了60毫克,则会导致记忆力下降、思维能力迟钝。常见的含铝食物有油条等。

烧烤食品
食物在烧烤过程中会产生能够诱发癌症的有害物质,而且木炭、煤火等燃料燃烧时产生的多环芳烃也会污染食品。

过咸的食物
整个孕期几乎都会提到,孕妈妈最好不要进食过咸食物,不然会引起一系列疾病,还会影响胎宝宝,导致其记忆力下降、智力迟钝。常见的过咸食物有榨菜、咸菜、咸肉等。

第1月
第2月
第3月
第4月
第5月
第6月
第7月
第8月
第9月
第10月

123

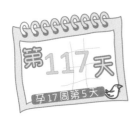

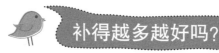
补得越多越好吗?

有很多人认为,孕期补得越多越好,于是给孕妈妈买各种营养品,但这种做法真的正确吗?那么怎样进补才更好呢?

★ **孕期营养补得越多越好吗**

营养并非越多越好,有可能摄入了一大堆营养,胎宝宝和孕妈妈需要的某些营养素依然缺乏,反倒把孕妈妈吃得过于肥胖,出现营养相对过剩。

而孕妈妈超重带来的后果更是不可轻视的,不仅会增加妈妈的身体负荷,容易出现高血压、糖尿病等,还不利于胎宝宝成长,而且在分娩时也会有困难。另外,产后还会过于肥胖,难以恢复体形。

★ **怎样正确进补**

一般来说,在怀孕期间,食品要多样化,食物要荤素、粗细搭配。必须注意补充的食物是蛋白质、矿物质和维生素。具体地说,孕妈妈每天的主食宜控制在400~500克,肉食为100克,牛奶及豆类适量,鸡蛋1~2个,平时多吃蔬菜、水果等。要避免孕妈妈偏食或过多进食脂肪和糖分,孕妈妈过瘦或过胖均对胎宝宝不利。营养不足的孕妈妈,所生的婴儿过小,先天不足;营养过度的孕妈妈,所生的婴儿过大,易造成难产,孕妈妈本人也有发生妊娠高血压综合征的可能。因此,饮食进补要恰到好处。

第1月
第2月
第3月
第4月
第5月
第6月
第7月
第8月
第9月
第10月

第118天
孕17周第6天

为什么孕妈妈容易便秘?

怀孕以后，孕妈妈体内的激素水平发生变化，容易发生功能性便秘。

除了受激素的影响，孕妈妈容易得便秘还有很多其他原因。孕妈妈在孕中期的便秘多为弛缓性便秘。怀孕后，大部分孕妈妈的运动量都会减少，几乎整天不动，使得蠕动本已减少的胃肠对食物的消化能力下降，加重腹胀和便秘。

另外就是孕期营养的问题，有些孕妈妈蔬菜吃得比较少，都挑选精细的食物来吃，也容易导致便秘。

第119天
孕17周第7天

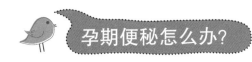

孕期便秘怎么办?

孕期便秘对于孕妈妈来说是一种折磨，那么该怎样缓解呢?

★ **缓解孕期便秘的方法**

晨起定时排便
定时排便，在晨起或早餐后如厕。不管此时有没有便意，都应按时去厕所，时间长了就会养成按时排便的习惯。

安排合理的饮食
注意调理好膳食，多吃一些含膳食纤维多的绿叶蔬菜和水果。粗纤维有刺激消化液分泌、促进肠蠕动、缩短食物在消化道停留的时间等作用。含粗纤维较多的食物有玉米、红薯、白萝卜、圆白菜、大白菜、香蕉、苹果等。

适当增加身体的活动量
多活动，可增强胃肠蠕动。除此之外，睡眠充足、心情愉快、精神压力得到缓解等都是减轻便秘的好方法。

蹲厕时间不能过长
蹲厕时间过长会使腹压升高，给下肢血液回流带来困难。最好采用坐厕排便。

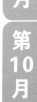

125

防便秘食谱推荐

哈密瓜蒸蛋

原料：

哈密瓜1个，鸡蛋2个，胡萝卜60克，芹菜60克，盐适量。

做法：

①将哈密瓜洗净，横切为两半，挖出瓤；鸡蛋打散，加少许水搅匀，胡萝卜去除外皮，切成小丁；芹菜洗净，切小丁备用。

②将胡萝卜和芹菜放入蛋液中，再倒入哈密瓜中，放入盐，拌匀，然后将哈密瓜放入蒸锅中，用大火蒸至蛋液凝固即可。

蜜汁红薯

原料：

红薯250克，葱丝、虾米、冰糖、蜂蜜、盐、酱油各适量。

做法：

①将红薯洗净、去皮，切去两头，再将它切成约1厘米粗的寸条。

②锅中加入约200毫升清水，放入冰糖并加热至溶化，然后放入红薯条和蜂蜜以及其余配料和调料。

③锅烧开后，先撇去浮沫，再改用小火焖至汤汁黏稠时，夹出红薯条在盘内摆成花朵形，再浇上锅里剩下的汤汁即可。

银耳南瓜

原料：

银耳50克，南瓜1个，冰糖适量。

做法：

①将银耳放在清水里泡发，洗净后在热水里焯烫一下，捞出沥干；南瓜洗净、去皮、切块，在蒸锅里蒸熟，摆在盘里，和银耳一同拌匀。

②锅里放入清水，放入冰糖并煮至溶化、晾凉；将冰糖汁淋在银耳南瓜上即成。

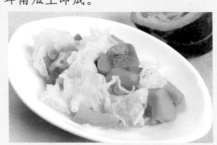

孕期便秘忌吃辛辣刺激食物，如辣椒、花椒、芥末、咖喱、肉桂、茴香等调味品做的饭菜。少喝碳酸饮料，如可乐。此外，难以消化的食物，如蚕豆、糯米粽子、糯米汤圆，也要慎吃。

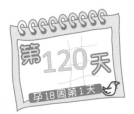

第120天

孕18周第1天

如何选择孕妇装？

很多人认为孕妈妈的装束主要考虑舒适、方便和安全就够了，不要太在乎形象。但其实，得体的孕妇装会使孕妈妈身心愉悦，对于胎宝宝的发育和安全有很好的作用。

★ 尽量选用天然面料

怀孕期间孕妈妈的皮肤会非常敏感，因此要选择质地柔软、透气性强、易吸汗、性能好的衣料。

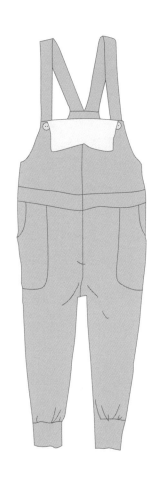

★ 尽量选择浅色孕妇装

在颜色的选择方面，一般情况下，不必太过讲究，孕妈妈们可以根据个人喜好选择自己喜欢的颜色。

因为穿着自己喜欢颜色的衣服，容易保持心情愉悦，有助于形成良好心境，这样对孕妈妈及胎宝宝的身心健康都是十分有益的。

但需要注意的是，有些孕妈妈比较喜欢特别耀眼的颜色，这时候最好还是不要选择这类，柔和一些的颜色会更好。因为有些孕妈妈心情会比较烦躁，这时候浅色素雅的服装是首选推荐，它有利于孕妈妈平静心情，减少压抑感。

★ 按季节选择孕妇装

春秋季天气温和凉爽，孕妇装面料以平纹织物、毛织物、混纺织物及针织品为宜。

夏天要选用透气性强，并具吸汗功能的衣料，以防引发痱子、疖肿等皮肤病。

冬季寒冷易生病，应选择一些棉纺类、羽绒类的保暖衣服，可保护腹部、腰部和脚部不受寒，避免产后出现相关疾病。

第1月
第2月
第3月
第4月
第5月
第6月
第7月
第8月
第9月
第10月

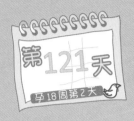

第121天
孕18周第2天

怎么睡一个好觉？

怀孕期间孕妈妈比平时更容易感到疲劳，所以每天的睡眠要充足，那孕妈妈怎样才能睡一个好觉？

★ **睡眠不好的征兆**

睡眠不好的几个小征兆：有焦虑感、白天嗜睡、常常健忘、夜里常常醒来、血压容易升高、易怒、早上起来头痛、夜间流汗、肥胖等。

★ **帮助入眠的小诀窍**

（1）睡前吃些清淡的点心，如全麦面包、牛奶及乳制品等，有助于安眠。避免食用含咖啡因食物和饮料。睡前别喝酒，切忌服用安眠药。

（2）柔软的床垫不适合孕妈妈，最好选用加强型的棕榈床垫，或在硬板床上铺9厘米厚的棉垫为宜，因为硬的床垫便于翻身，可以缓解腰肌疼痛和劳损。还要注意枕头松软，高低适宜。

（3）孕中期由于子宫越来越大，最好采取侧卧位的睡姿，左侧或右侧均可，注意不要仰卧。

（4）睡前不要做激烈运动或使自己过度劳累。

（5）放松心情，睡前冲个热水澡或是看看能让心情放松的电影。

推荐食谱

虾仁炒牛奶蛋

原料：

鸡蛋4个，牛奶160毫升，虾仁15只，熟豌豆、盐、白糖、淀粉、水淀粉、植物油各适量。

做法：

①虾仁去除肠泥、清洗干净后，用适量盐、水淀粉抓匀腌渍20分钟，鸡蛋打开，分开蛋清、蛋黄，只留蛋清，在蛋清中加入牛奶、盐、淀粉和白糖搅打均匀。

②锅里放植物油，烧热后将虾仁入锅翻炒，虾仁一变色就捞出。

③将搅匀的牛奶蛋液入锅，小火加热，等蛋液底部出现凝固的状态，开始用铲子推匀开，直到蛋液全部凝固后，加入虾仁和熟豌豆翻炒均匀即可。

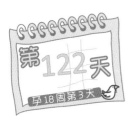

第122天
孕18周第3天

腹部怎么有一条黑线？

有的孕妈妈发现自己的腹部有一条黑线，开始担心起来，这究竟是怎么了呢？

★ **孕妈妈腹部黑线是怎么回事**

孕妈妈腹部出现的黑线其实是妊娠中线。起因于大多数妈妈是在怀孕期间，因激素的变化影响，在怀孕期间会产生大量黄体素、雌激素与促黑激素（MSH），这些激素都会刺激黑色素细胞增加，产生色素沉着的现象，肤色也会变得暗沉，中线看起来就会变得较黑与明显。

★ **孕妈妈腹部黑线什么时候才消失**

一般来说，妊娠中线在生产过后6个月到1年内就会消失，不过，对有些色素比较难消的体质来说，消退时间就不一定了，也可能需要等上1~2年才会逐渐退去，甚至可能无法完全消退。

第123天
孕18周第4天

怎样预防和减轻妊娠纹？

妊娠纹的产生既有自身的体质原因及自身产前保养的原因，也有遗传原因。避免妊娠纹要从平时的保养开始。

★ **预防妊娠纹**

（1）控制体重：一般孕妈妈体重增加的总量最好控制在2~10千克。这样可以避免由于体重快速增加而产生的妊娠纹。

（2）注意饮食：多摄取蔬菜水果。多摄入蛋白质和膳食纤维，可改善肤质，增加皮肤的弹性，预防妊娠纹的生成。避免过油腻、过甜、过咸的食品。

（3）使用托腹带，可以承担腹部的重力负担，减缓皮肤过度的延展拉扯。

（4）要注意锻炼身体，增强皮肤的弹性。

★ **减轻妊娠纹**

控制体重、均衡营养，可以减轻妊娠纹的严重程度，同时腹部护肤品的应用也很重要。护肤品要选择专门针对妊娠纹设计的油状或膏状的护肤品，也可以使用橄榄油等。腹部护肤品要坚持每天涂抹并适度按摩。

怀孕坐月子 每日一问

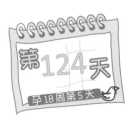

第124天
孕18周第5天

孕期头痛怎么办?

有些孕妈妈在怀孕第 5 个月以后，开始陆陆续续地出现头痛的症状。

★ 孕期头痛是怎么回事

怀孕时，孕妈妈的血压会发生改变，体内分泌激素量与以往不同，会影响到大脑血液循环，所以头部会感到眩晕和疼痛。

★ 孕期头痛的原因

引起头痛的原因除了孕期激素的改变之外，还有许多可能因素会引起头痛现象。比如一些病理变化，包括炎症、损伤、压迫、牵引、推移、扩张等，而这些变化令痛觉敏感的结构受刺激后便会出现头痛。

★ 孕期头痛怎么办

充分休息

怀孕会使人极度疲劳，要多休息。但要注意不要睡太多，因为过多的睡眠也会让孕妈妈头痛。

规律饮食

为了避免血糖过低引起的饥饿性头痛，一定不能忽略饮食频率。

坐姿保持端正

长时间坐姿不正、低头看书，或是其他类似的事情也会引发头痛，因此要注意端正姿势。

冷敷和热敷

为了缓解头痛，可以在疼痛的部位交替进行冷敷和热敷，每次 30 秒，共 10 分钟，每天 4 次。对于紧张性头痛，可以在闭目养神时用冰块在颈后冷敷 2 分钟。

保持空气流通

空气不流通最容易引发头痛，尽量避免去这类场所。

保持心情平和

避免去喧闹拥挤的场所。在家里时，应该调低电话铃声、电视音量。

第1月
第2月
第3月
第4月
第5月
第6月
第7月
第8月
第9月
第10月

第125天
孕18周第6天

为什么会呼吸困难?

在孕中期,很多孕妈妈都会开始出现轻微呼吸困难,这是正常的,有可能是因为体内的激素起了变化而导致的。

但是,严重的呼吸困难则是不正常的,此时应立即到医院就诊。

★ 缓解呼吸困难的方法

(1)生活节奏放慢一些,不要给自己压力,什么事都要随心而做,不能勉强自己。

(2)要经常运动,可以增强呼吸系统和循环系统的功能。

(3)不要穿过紧的衣服,每次就餐的时候不要过于饱食。

(4)多到外面呼吸新鲜空气,可以在清晨或傍晚的时候,去公园走走。

(5)晚上睡觉的时候可采取半躺姿势,即枕头垫高点(2个枕头),左侧卧,蜷起右腿把2个枕头垫在右腿下,再在后背垫1个枕头。睡舒服了,呼吸困难会得以缓解一些。

第126天
孕18周第7天

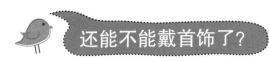
还能不能戴首饰了?

女人天生爱美,尤其是珠宝首饰常常让女人心动,但是很多孕妈妈都有疑问,怀孕了还能戴首饰吗?

★ 孕期佩戴首饰的潜在危险

怀孕后,孕妈妈还是不要再戴首饰了。有些首饰的质地不确定,或者含有不明确成分,很有可能带来辐射,伤害孕妈妈和胎宝宝的健康。

而且,夏季时,汗液会增多,金属首饰中所含的镍、铬会溶于汗水,也易引发接触性皮炎,对自身和胎宝宝造成一些不必要的伤害。

除此之外,在孕期孕妈妈会发生组织肿胀,如果再戴上戒指、手镯的话,会因为套得太紧而影响肢体血液循环,日后想取下来也会有一点点小麻烦。

所以,孕妈妈应尽量少戴首饰。

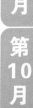

131

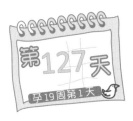

第127天
孕19周第1天

糖尿病有什么影响？

孕妈妈去做产检时，如果被检查出血糖偏高，就有可能患上妊娠糖尿病了。糖尿病无法根治，且还会影响孕妈妈与胎宝宝，因此孕妈妈要多加小心。

★ **对孕妈妈的影响**

（1）容易患上妊娠高血压综合征。

（2）感染炎症的几率较高。如外阴和阴道炎症、肾盂肾炎、无症状菌尿症、产褥感染及乳腺炎。

（3）羊水过多的发生率增加。

（4）巨大儿发生率增加，使孕妈妈难产和胎宝宝产道损伤。剖宫产几率增高而产程延长，易引发产后出血。

（5）再次怀孕，糖尿病复发率会更高，远期自身发展为Ⅱ型糖尿病的机会很大。

★ **对胎宝宝的影响**

（1）巨大儿、胎宝宝过小的发生率增高。

（2）易发生流产、早产、胎儿畸形等情况。

第128天
孕19周第2天

患糖尿病的孕妈妈怎么吃？

妊娠期糖尿病对孕妈妈、胎宝宝都有一定的影响，因此在饮食方面，一定要多多注意了。

（1）合理控制总热量摄入。怀孕初期不需要特别增加热量，怀孕中、后期每天每千克体重按25~35千卡计算，并根据血糖、尿糖等情况随时调整饮食。

（2）保证蛋白质的摄入量和控制脂肪摄入量。蛋白质摄入量每天以100~110克为宜，蛋白质供能应占每天总热量的15%~20%，其中动物性蛋白质占1/3。

（3）适当限制碳水化合物的摄入量，以每天摄入200~250克为宜。

（4）增加膳食纤维的摄入量。患糖尿病的孕妈妈应多吃黄豆及其制品，增加蔬菜和水果的摄入量。

（5）供给充足的维生素、矿物质。每日供给一定量的奶类、动物肝脏、蛋类、鱼肉、虾、豆类、干果类、新鲜蔬菜类。有水肿和高血压的孕妈妈，要严格限制盐的摄入量。

（6）忌烟、酒和辛辣刺激的食物。

孕妈妈降糖食谱

翡翠南瓜

原料：

南瓜300克，菠菜100克，西红柿1个，植物油、姜、白糖、盐各适量。

做法：

①将菠菜洗净切段；南瓜去皮切小块；西红柿洗净切小丁；姜切片。

②用淡盐水焯熟菠菜，取出沥干水分，放入适量的盐将菠菜拌匀，放入盘里备用。

③油锅爆香姜片，放入南瓜块快速翻炒，再加入西红柿丁、盐、白糖，煮至南瓜熟烂，盛出放在菠菜上即可。

黄瓜拌粉皮

原料：

粉皮200克，黄瓜50克，蒜、芝麻酱、香油、酱油各适量。

做法：

①将粉皮洗净，焯水，晾凉，切细丝；黄瓜洗净，切丝；芝麻酱用温水调成芝麻酱糊；蒜去皮洗净，捣成泥，备用。

②将黄瓜丝与粉皮丝一起放在盘中，放入芝麻酱糊、蒜泥、酱油，淋上香油拌匀即可。

甜脆黄瓜

原料：

黄瓜300克，香菜100克，青椒、红椒各20克，熟花生仁、香菜、盐、白糖、植物油、白醋、蒜瓣各适量。

做法：

①将黄瓜洗净去蒂后，切成薄片，放些盐稍稍腌渍10分钟；青椒、红椒去籽切成细粒；香菜洗净切成段。

②将油放入锅中烧至四成热，放入黄瓜片快速翻炒几下，再调入蒜瓣、白醋、白糖、香菜、花生仁和青椒粒、红椒粒翻炒片刻即可。

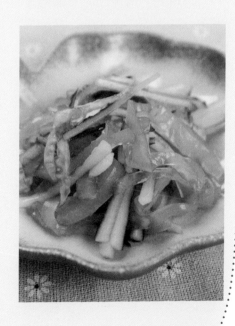

第1月
第2月
第3月
第4月
第5月
第6月
第7月
第8月
第9月
第10月

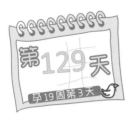

第129天

孕19周第3天

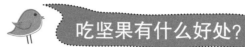

吃坚果有什么好处？

很多孕妈妈会觉得坚果中含有大量的脂肪和蛋白质，食用后易导致发胖而拒绝食用。但其实这两种营养成分是胎宝宝的成长中不可缺少的。

★ 吃坚果的好处

（1）富含不饱和脂肪酸及其他营养成分，有助于改善血糖和胰岛素的平衡，促进胎宝宝大脑发育。

（2）能降低心肌梗死和冠心病的发病率，另外，还可以保护视力。

★ 不同坚果功效也不同

> **花生**
> 富含30%左右的植物蛋白质，同时还具有养血、补血的功效。

> **开心果**
> 富含不饱和脂肪酸以及蛋白质、微量元素和B族维生素，属于低碳水化合物食物，有理气开郁、补益肺肾的功效，适宜生食。

> **瓜子**
> 分为西瓜籽、葵花籽和南瓜籽，具有润肺、润肠、健胃的功效；葵花籽富含不饱和脂肪酸，能够降低胆固醇；南瓜籽能够去除人体寄生虫。

> **核桃**
> 具有补肾、健脑功效，其中所含的磷脂具有增加细胞活力、增强机体抵抗力、促进造血和伤口愈合以及镇咳平喘的功效。

> **榛子**
> 富含不饱和脂肪酸、矿物质和维生素，具有开胃、健脑、明目的功效。

> 坚果虽好，但也不宜多吃。过量食用，容易引起消化不良、上火等。因此要适量食用，每天食用坚果不宜超过50克，以30克为宜。

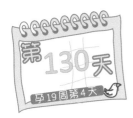

孕期性生活要注意什么？

整个怀孕期间，孕妈妈都小心翼翼，但其实只要避开孕早期 3 个月和最后 3 个月的非常时期，小心注意一下，孕妈妈还是可以"做爱做的事"的。

★ 动作不要太激烈

不能用力过猛，时间也不要太长，每次同房时间以不要超过 10 分钟为宜。

★ 要注意个人卫生

同房时，如果用不清洁的手与性器官接触，同样会导致细菌感染，所以在这之前，要充分对手掌以及指甲等进行清洗，要养成勤剪指甲的好习惯。并且在同房后孕妈妈应立即排尿并洗净外阴，以防引起上行性泌尿系统感染和宫腔内感染。

★ 体位选择

如果一种体位让孕妈妈感觉疼痛、辛苦或者腹部有受压迫感，一定要转换体位。另外，精液中含有使子宫收缩的前列腺素，因此在同房时最好让丈夫带上安全套。

★ 不宜过性生活的情况

有习惯性流产史的孕妈妈，在整个怀孕期间应绝对避免性生活；有早产史者，则应在上次早产的相应月份前 1 个月开始直至分娩的一段时期内，应绝对避免性生活；确诊为低置胎盘或者重度妊娠高血压综合征的孕妈妈，最好不要过性生活，以免引起产前大出血，诱发子痫（出现抽搐、昏迷）、早产和胎宝宝死亡；胎膜早破后，不可再行房，而应立即到医院诊治。

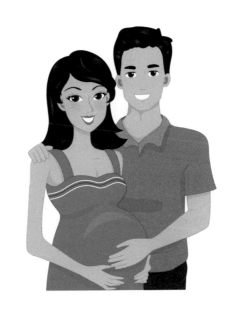

第1月

第2月

第3月

第4月

第5月

第6月

第7月

第8月

第9月

第10月

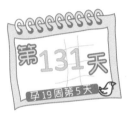

第**131**天

孕 19 周第 5 天

孕期腰痛怎么办？

自从怀孕几个月后，孕妈妈们不管白天还是晚上，都会感觉腰酸痛得厉害，有什么办法可以减轻腰部疼痛吗？

★ **孕期腰痛的原因**

（1）腹部沉重，无法保持正确姿势，导致腰部肌肉疲劳引起腰痛。

（2）怀孕后人体内的激素分泌发生变化，这种激素起到松弛肌肉的作用，使脊椎的弯度加大，所以容易引发腰痛。

（3）运动不足造成孕妈妈的体力下降。体力下降就不能保持正常的姿势，容易引发腰痛。

（4）子宫和胎宝宝的影响也会造成腰痛。

★ **如何缓解孕期腰痛**

（1）用孕妈妈专用腰带支撑腰部可以减轻腰痛。

（2）保持正确姿势，两腿微分、后背伸直、挺胸、收下颌。

（3）适当进行运动，根据个人情况锻炼，可增强体力。

（4）不要睡太软的床，太软的床容易使腰部下陷，引发或加重腰痛。

（5）选择适合自己的椅子，椅子太高或太低都不好，要尽量往里坐，后背用下部紧贴靠背。

（6）选择比较舒服的鞋子，鞋跟高度保持在 3~4 厘米为宜。

（7）吃一些缓解孕妈妈腰痛的食物，主要是富含蛋白质、钙质、B 族维生素、维生素 C 和维生素 D 的食物。

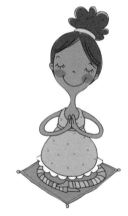

★ **剧烈腰痛时该怎么办**

（1）面朝上仰卧，并在膝下放一个大枕头会舒服很多。

（2）剧烈疼痛发作时，将疼痛的一侧向上，弓背躺卧。

（3）疼痛严重，又不能躺卧时，可以找一个低矮的台阶坐下用手撑下颌，这样也可以缓解疼痛。

（4）用湿毛巾热敷痛处或入浴用热水冲一下痛处。

第132天

孕19周第6天

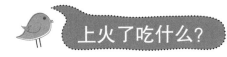

上火了吃什么？

孕期本就容易焦躁，而一焦躁就易引起上火，尤其是炎热的夏季，那么孕妈妈上火了该吃些什么呢？

★ **西红柿**

西红柿在夏季最多、最甜，营养也最丰富，可消暑生津。

★ **草莓**

草莓能清暑、解热、除烦、生津。

★ **绿豆**

绿豆能利尿消肿、清热解毒，还有排毒养颜的功能。

★ **梨**

梨的祛火功效被大家所公认，但因梨属性寒凉，因此不宜多吃。

祛火食谱

西红柿梨汁

原料：

西红柿300克，梨100克。

做法：

将西红柿、梨洗净去皮，放入榨汁机内榨成汁即可食用。

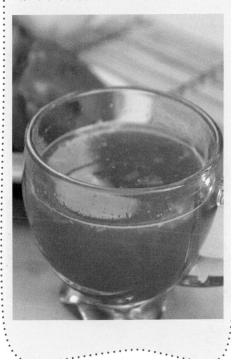

第1月
第2月
第3月
第4月
第5月
第6月
第7月
第8月
第9月
第10月

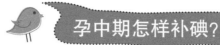

孕中期怎样补碘?

怀孕的第 3~6 个月是胎宝宝脑细胞迅速增殖的第一阶段,主要是脑细胞体积增大和神经纤维增长,使大脑的重量不断增加,所以此时补碘是关键。

★ **孕中期缺碘的影响**

到怀孕中期,由于肾小球排泄率的增加,使尿碘的排出增加,以及胎宝宝快速生长发育对碘元素的需求增多,从而导致甲状腺激素的合成不足。如果此时缺碘可导致新生宝宝健康问题,甚至会早产、胎死腹中。

★ **如何补碘**

孕妈妈补碘一定要多吃些海藻食品。海藻食品富含维生素,常吃可维护上皮组织健康生长,减少色素斑点形成。海藻类的食物包括发菜、紫菜、海带、海白菜、裙带菜等。

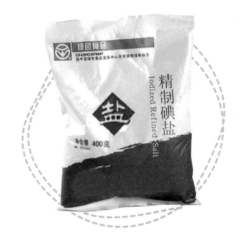

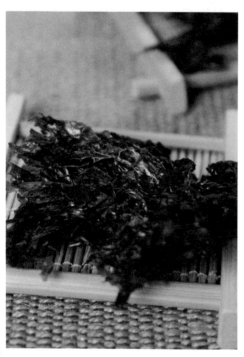

★ **补碘需适宜**

孕妈妈处于特殊的生理时期,摄入适量的碘才能维持自身及胎宝宝体内碘的平衡。如果孕期碘摄入过量,碘经胎盘进入胎宝宝体内,易使胎宝宝产生碘诱发性甲状腺功能低下或甲状腺肿大。

一般来说,孕期尿液中碘适量范围是 150~200 微克/升,尿碘低于 150 微克/升,提示碘营养不良,尿碘高于 200 微克/升,提示碘摄入过量,要适当调整。

孕中期怎样补钙?

有时孕妈妈会出现牙齿松动、四肢无力、腰酸背痛、头晕、贫血等症状,这是由于孕妈妈体内缺钙了,而缺钙会引起骨质疏松,进而影响胎儿发育,因此合理补钙也是关键的一步。

★ **孕妈妈补钙的注意事项**

少量多次补钙

在吃钙片的时候,可以选择剂量小的钙片,每天分2次或3次口服。同样500毫升牛奶,也最好分成2~3次喝,效果会优于1次全部喝完的。

选择最佳的补钙时间

钙容易与草酸、植酸等结合,影响钙的吸收,因此补钙最佳时间应是在晚饭后半小时和两餐之间。

补钙并非越多越好

孕妈妈过度补钙,会使钙质沉淀在胎盘血管壁中,引起胎盘老化、钙化,分泌的羊水减少,胎宝宝头颅过硬。这样一来,胎宝宝不仅无法得到孕妈妈提供的充分营养和氧气,过硬的头颅还会使产程延长,使胎宝宝健康受到威胁。

孕中期补钙食谱

早餐:花卷2个(面粉100克)、鲜牛奶250毫升、煮鸡蛋1个。

午餐:大米饭(粳米125克)、排骨炖海带(猪小排110克、浸泡好的海带50克)、炒虾皮油菜(油菜150克、虾皮10克)。

晚餐:米饭(粳米125克)、西芹百合(西芹150克、百合25克)、白灼虾(海虾150克)。

水果:香蕉1只(200克)、草莓(150克)。

加餐:酸奶250毫升、苏打饼干4片(25克)。

第1月
第2月
第3月
第4月
第5月
第6月
第7月
第8月
第9月
第10月

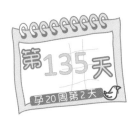

第**135**天

孕20周第2天

孕中期补硒有什么好处？

硒在体内和维生素 E 协同，能够保护细胞膜，防止不饱和脂肪酸的氧化。而且微量的硒还具有防癌及保护肝脏的作用。除此之外，硒与体内的汞、铅、锡、铊等重金属结合，形成金属硒蛋白复合物，也有解毒、排毒的作用。

如果缺硒，容易诱发肝坏死和心血管疾病等。

硒的常见食物来源有鱼类、虾、苹果醋、螃蟹、小麦、糙米、玉米、动物内脏等。

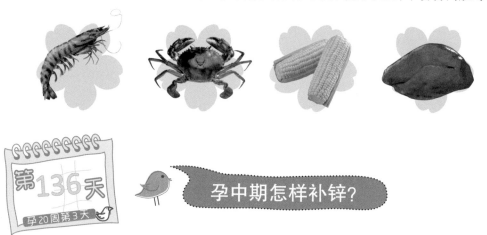

第**136**天

孕20周第3天

孕中期怎样补锌？

如果孕妈妈缺锌，可以导致胎宝宝大脑皮层边缘部海马区发育不良，严重时还会影响胎宝宝后天的智力及记忆力发育。因此，孕妈妈在日常饮食中一定要注意补充锌元素。

★ 补锌饮食

（1）海产品中以牡蛎含锌最为高。

（2）植物果实的坚果类含锌量较高，如花生、核桃等。

（3）富含锌的食物主要有动物的瘦肉。每 100 克动物性食品中含锌 3~5 毫克，并且动物性蛋白质分解后所产生的氨基酸还能促进锌的吸收。

（4）水果中含锌最高的属苹果了。它不仅富含锌等微量元素，还富含膳食纤维、碳水化合物、多种维生素等营养成分，有助于宝宝后天记忆力的发育。孕妈妈每天吃 1~2 个苹果即可以满足锌的需求量。

另外，还有豆腐皮、黄豆、银耳、小米、白萝卜、白菜等都含一定量的锌。

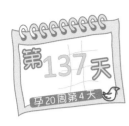

第137天
孕20周第4天

哪些中药不宜进补？

很多孕妈妈认为中药无毒，经常用它进补或保胎，但其实，中药也并非绝对安全的。你可曾想过在食用这些中药材的同时，对自己本身会造成哪些影响？

牛黄：泄下力强，易导致孕妈妈流产。

补骨脂：孕妈妈须经医生指示后再服用。

通草：有利尿作用，易造成孕妈妈羊水过少。

牛膝：有损胎宝宝健康。

车前子：过度食用可能影响胎盘循环。

薏苡仁：内含薏苡仁油，会降低横纹肌收缩的作用，对子宫产生兴奋作用，也易造成羊水过少的现象。

红花、川七：祛瘀活血力强，易导致流产与早产。

第138天
孕20周第5天

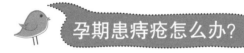

孕期患痔疮怎么办？

怀孕期间，盆腔内的血液供应增加，长大的子宫压迫静脉，会造成血液的回流受阻，再加上怀孕期间盆腔组织松弛，都会诱发痔疮发生或加重痔疮症状。

★ **孕期防治痔疮的饮食原则**

（1）适当多吃新鲜蔬菜水果，如芹菜、韭菜、苦瓜、胡萝卜、小白菜等。

（2）多吃些粗粮，如玉米、红薯、小米、全麦面粉等，这些食物不仅含有丰富的营养物质，还能刺激肠蠕动，防止粪便在肠道内堆积。

（3）注意不吃或少吃辛辣刺激性的食物和调味品。养成多饮水的习惯，最好喝些淡盐水或蜂蜜水，这些都有利于软化大便和润肠，防止便秘发生。

★ **自我保健**

（1）不要久坐不动，应适当进行户外活动，如散步、做操等。

（2）每日早晚可做2次缩肛运动，每次30~40遍。

（3）便后用热水擦洗肛门，既可以洗净肛门皮肤皱褶内的污物，也可以促进局部血液循环。

（4）经常做肛门按摩来改善局部的血液循环，方法是排便后先用温水清洗肛门局部，再用热毛巾按压肛门，按顺时针和逆时针方向各按摩15次。

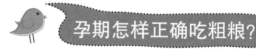

孕期怎样正确吃粗粮？

食用粗粮对人体是有好处的，不过，孕妈妈在挑选粗粮时要慎重，并非所有粗粮都适合孕妈妈吃。

★ **孕妈妈要吃多少粗粮**

怀孕期间，粗粮和细粮的比例最好约为1∶4，如果不好把握，每个星期的主食中有2~3顿是粗粮就可以了。

粗粮不宜多吃，因为过食粗粮会影响消化和吸收。另外，吃粗粮时不能和奶制品、补充铁或钙的食物和药物一起吃，最好间隔40分钟左右。

★ **孕妈妈适合吃哪些粗粮**

玉米

玉米富含维生素 B_2，常吃可以预防及治疗一系列口腔疾病；玉米油富含维生素 E，常吃能美容，还能降低血液中胆固醇的含量，防治动脉硬化及冠心病；玉米的胚芽及花粉富含天然维生素 E，常吃可以增强体力及耐力，能有效防治妊娠巨幼红细胞性贫血。

荞麦

荞麦富含多种营养成分，能促进胎宝宝发育，提高孕妈妈的免疫力，增强解毒能力；降低人体血脂和胆固醇、软化血管、保护视力和预防脑血管出血。

红薯

富含淀粉、多种维生素及膳食纤维，还含有铁、钙等矿物质。红薯中含有黏蛋白，这种物质能促进胆固醇的排泄，防止心血管管壁上的脂肪沉积，维护动脉血管的弹性，从而有效地保护心脏，预防心血管疾病。

糙米

糙米是去掉了外面谷壳的大米，与精米相比，糙米表皮保留了大量的膳食纤维、多种维生素。

糙米消化缓慢，可以有效减缓糖尿病孕妈妈餐后血糖的上升；膳食纤维可以帮助预防和缓解便秘；其含有丰富的铁元素可以预防孕期贫血；多种维生素可以提高抵抗力。

第140天
孕20周第7天

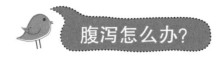

腹泻怎么办？

由于孕妈妈体内激素水平的变化，胃排空时间延长，小肠蠕动减弱，极易受外界因素影响而腹泻。

★ 腹泻的危险性

怀孕本身一般不会引起腹泻，但一旦腹泻，对孕妈妈来说就很危险。如果不及时治疗，可能导致流产和早产。

腹泻是我们平时遇到的很常见的症状，一般人腹泻不会太在意，坚持一下就好了。但是对孕妈妈而言，腹泻要引起足够的重视。

腹泻会导致大量水分的流失，易造成脱水，影响孕妈妈和胎宝宝的健康。腹泻往往伴有腹痛，容易引起局部肌肉紧张，甚至肠胃痉挛，严重时会导致流产或早产。

★ 腹泻的原因

（1）感染原因：细菌、病毒经消化道感染。

（2）饮食原因：食用粗糙、变质食物和不良饮食习惯，或由海鲜等食物过敏所引发。

（3）合并其他慢性疾病的原因：如甲状腺疾病、结核病、结肠炎等。

（4）精神原因：情绪过于紧张也会引起腹泻。

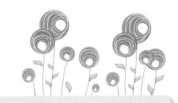

★ 缓解腹泻的小妙招

清淡饮食，多喝温水
多喝些温热的开水，注意饮食清淡，不要吃油腻的东西。正逢夏季时，晚上睡觉不要开空调。

按摩穴位
稍微按摩腹部可以预防腹泻，所以孕期时可以经常按摩相应穴位，防患未然。

在医生指导下用药
去医院检查，在医生的指导下服用一些无副作用的药物也是可以的。

吃点蒜
蒜可以杀菌，有助于杀灭引起腹泻的病菌。

第1月
第2月
第3月
第4月
第5月
第6月
第7月
第8月
第9月
第10月

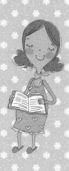

第6个月

"孕"味十足的孕妈妈

孕妈妈的肚子越来越大了，孕妇装也要跟着月份随时进行更换。孕妇装不仅仅是衣服，还包括从头到脚全部的行头。

而且孕妈妈肚子变大凸出后，身体的重心也会随之改变，走路较不平稳，并且容易疲倦。尤其弯身向前时或做其他姿势时，就会感觉腰痛。上下楼梯或登高时，应特别注意安全。

当然，这个时候，孕妈妈的身体已能充分适应怀孕状态，身心较趋于畅快。最好多散散步或做适度的运动活动一下筋骨，并且要有充分的休息睡眠，短程旅行与性生活不必刻意避免，只要注意安全即可。

饮食上应均衡摄取各类营养，以保持胎宝宝的健康，尤其是铁、钙和蛋白质的摄入量应该增加，但盐分的摄入必须要特别控制好。

孕第6个月胎宝宝是什么样子？

第6个月末时，胎宝宝身长约33厘米，体重约570克，骨骼发育良好。胎宝宝由于缺乏皮下脂肪，皮肤发红且有皱，但变得比以前结实了。此时他的相貌已与刚出生的婴儿非常相似，各内脏器官均已发育，只是皮下没有脂肪，身体仍然较瘦小。

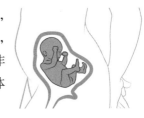

胎宝宝的上肢和下肢的肌肉已发育良好，经常会在妈妈的子宫中活跃地运动，在羊水中自如地游泳，并会用脚踢子宫壁，使羊水摇晃。

这时胎宝宝的听力进一步发展，对喜欢的声音会以活动表示回应，而突然的喧闹声则会让他惊跳。胎宝宝能够嗅出妈妈的体味，并记忆在脑中。同时，他的呼吸系统也正在发育。

孕第6个月孕妈妈是什么样子？

此时孕妈妈身体越来越重，大约以每周增加250克的速度在迅速增长。腰部越来越粗，由于子宫增大和加重而使脊椎骨向后仰，身体重心向前移，因此出现孕妈妈特有的状态。由于身体对这种变化还不习惯，所以很容易出现倾倒，腰部和背部也由于对身体的这种变化不习惯而特别容易疲劳，孕妈妈在坐下或站起时常感到有些吃力了。

子宫进一步增大，子宫底已高达下腹部，孕妈妈自己已能准确地判断出增大的子宫。乳房越发变大，乳腺功能发达，挤压乳房时会流出一些黏性很强的黄色稀薄乳汁，内衣因此容易被污染。

随之又会出现食欲不振的现象，导致孕妈妈的营养摄入不足，本月该好好地补一下。

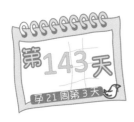

第143天
孕21周第3天

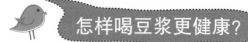

怎样喝豆浆更健康？

很多人都有每天喝豆浆的习惯，对于孕妈妈来说，在孕期喝豆浆是有益处的，但要注意，豆浆不是每天都可以喝的。

★ **豆浆的好处**

豆浆中含有易为人体所吸收的蛋白质，能帮助胎宝宝的大脑发育。

★ **五谷豆浆更营养**

五谷豆浆综合了五谷的营养价值，避免了单用黄豆带来的问题。饮用五谷豆浆，不仅能摄取丰富的营养，而且更利于孕妈妈营养的吸收。

★ **喝豆浆要因人择时**

孕妈妈在补充铁元素时，一定要少喝豆浆。这是因为，黄豆中的蛋白质会阻碍人体对铁元素的吸收。

因此，在吃含铁食物，比如畜肉类、动物肝脏、动物血等食物，或是食用铁补充剂的同时最好别喝豆浆，中间最好间隔2~3个小时。

此外，胃部不适的孕妈妈也要少喝豆浆。因为豆类食物易产气，易导致胃酸分泌过多，刺激胃黏膜，加重胃病，引起打嗝、腹胀等。

推荐食谱

核桃芝麻豆浆

原料：

黄豆60克，核桃仁20克，黑芝麻10克。

做法：

①将黄豆洗净，用水浸泡一晚上；核桃仁，黑芝麻洗净，沥干水。

②将以上原料倒入豆浆机，加入1000毫升水，选择"五谷豆浆"按钮，按启动，豆浆煮熟即可饮用。

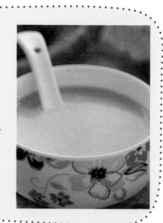

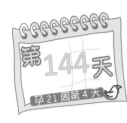

第1月
第2月
第3月
第4月
第5月
第6月
第7月
第8月
第9月
第10月

不良情绪会有什么影响?

怀孕时家人一般都会小心哄着孕妈妈,但是孕妈妈也不要由此而放纵自己的脾气,因为这种不良情绪会传递给胎宝宝,给胎宝宝带来不利的影响。

孕妈妈情绪不好,多少会对胎宝宝有一些影响。但胎宝宝出生后的性格、脾气等大多是在后天成长环境中形成的,所以即使有影响,通过后天各方面的教育培养,还是可以改善的。

虽然以上所说的孕妈妈的坏情绪不会影响胎宝宝日后的脾气,但孕期情绪不好会对腹中的胎宝宝造成一定的影响,因此孕妈妈最重要的是要放松情绪,不要给自己太大的压力。要对自己和胎宝宝有信心,不要让自己陷入不良情绪中。

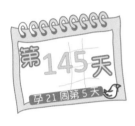

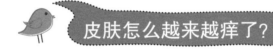

皮肤怎么越来越痒了?

孕中后期,有些孕妈妈会出现皮肤局部甚至全身瘙痒现象,多由胆汁淤积所致,也可能与一些激素的分泌和激素水平的变化有关系。另外,有一些孕妈妈也可能是因为皮肤比较干燥或与穿的衣物有一些静电反应刺激造成的。

1. 日常生活中需注意不要用热水、肥皂水擦洗身体。

2. 少吃辣椒、韭菜、蒜等刺激性食物。

3. 尽量不要抓挠,避免再刺激而加剧痒感。

4. 多吃新鲜的蔬菜和水果,保持心情舒畅及排便通畅。

5. 使用一些质量较好的妊娠按摩霜,滋润腹部肌肤,维持弹性,抵抗过度的肌肤伸张,同时轻轻按摩效果会更好。

147

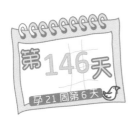

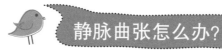

静脉曲张怎么办？

在孕中、晚期，孕妈妈的小腿、脚背及外阴部可见到一些蚯蚓般的条状物，呈现出青色，凸出，在腿上蜿蜒而行，这就是静脉曲张。

★ **孕妈妈为什么容易出现静脉曲张**

孕期增加的黄体素，会造成血管壁扩张，加上怀孕时全身血流量的增加，使得原本闭合的静脉瓣膜分开，造成静脉血液的逆流。另外，随着子宫的增大，会压迫盆腔静脉和下腔静脉，使得下肢血液回流受阻，造成静脉压升高，从而引发静脉曲张。

★ **如何预防静脉曲张**

（1）刚发生静脉曲张时，不要长久站立，也不要久坐不动，要经常变换体位休息；如果久坐要注意常活动脚部；每次蹲厕不要时间太长。

（2）睡眠时用枕头垫高双腿，促使静脉血回流，同时最好采用左侧卧位，有利于下腔静脉的血液循环，减轻静脉曲张的症状。

（3）避免用过冷或过热的水洗澡，与体温相同的水最为适宜。

（4）不要提重物。重物会加重身体对下肢的压力，不利于静脉曲张症状的缓解。

（5）不要穿紧身的衣服。腰带、鞋子都不可过紧，而且最好穿低跟鞋。

（6）远离酒精。饮用含有酒精的饮料和酒，会加剧静脉曲张的程度。

（7）控制体重。如果体重超重，会增加身体的负担，使静脉曲张更加严重。

（8）每天进行锻炼，散散步，也有助于促进血液循环。

第1月
第2月
第3月
第4月
第5月
第6月
第7月
第8月
第9月
第10月

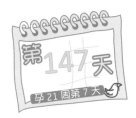

第147天
孕21周第7天

阴道出血怎么办?

孕妈妈在怀孕期间如有阴道出血现象，一定要就医诊治，不能因为出血时有时无而不当一回事，以免造成严重的后果。

★ **出血的几种情况**

子宫颈功能不全
　　孕妈妈的子宫颈功能不全时，宫颈口会无法承受胎宝宝长大的压力，而引发流产。所以在子宫颈口扩张时，孕妈妈常会有少量的出血。

宫外孕
　　宫外孕为胚胎着床的位置不正确，不在宫腔，多见在输卵管、卵巢等，由于输卵管壁肌层薄弱，不足以支持胚胎生存，会出现阴道出血。

葡萄胎
　　葡萄胎患者大多为断续性少量出血，但其间可能会有反复多次大流血，有时在血中还会发现水泡状物。

先兆流产
　　先兆流产可发生在怀孕早、中期，阴道出血是妊娠中先兆流产最常见的征兆，因此要引起高度重视。

★ **阴道出血后还能保胎吗**

　　在孕妈妈经历过阴道出血后，基本都会询问医生是否需要保胎。而能否顺利保胎与孕妈妈身体状况和胎宝宝自身发育是否异常都有密切的关系，如果胎宝宝已发生异常，则不可盲目保胎。

★ **孕期阴道出血的预防**

　　（1）均衡饮食，适当调理，保证每天多吃谷物和新鲜水果蔬菜等富含维生素的食物，少吃或不吃富含胆固醇和饱和脂肪酸的食物。

　　（2）避免焦躁的情绪。

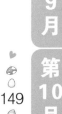

149

第148天
孕22周第1天

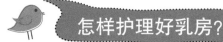

怎样护理好乳房？

乳房是女性重要的器官，为了保证产后乳房不变形，以及婴儿能顺利地吸吮乳汁，要加强对孕妈妈的乳房护理。

★ **孕期乳房护理**

清洗乳头

自孕第6个月开始，每天应用清水擦洗乳头及其周围皮肤皱褶的地方，避免哺乳时发生皲裂和感染。

乳头内陷时，擦洗时可用手轻轻将乳头捻出来，如内陷乳头上有积垢或痂皮，可先涂上些植物油，使它软化后再用水和肥皂洗去，最后冲洗干净。

结实乳房

由于怀孕期脂肪沉积、乳房增大，容易造成产后乳房松垂。为减少其松垂，在怀孕期可每周做1次"胸膜"。用面膜膏涂遍乳房及胸肌，并加以按摩，令乳房和胸肌增强收缩力。

按摩乳头

将按摩油或按摩膏涂在乳头和乳房上，轻轻地按摩，使乳头皮肤富有弹性且光滑，促进乳腺导管发育成熟。按摩之后，把按摩膏或按摩油洗去，再涂抹润肤霜于乳头和乳房皮肤上。

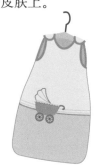

★ **定期自检**

可以采用触摸法，在床上躺平，右臂高举过头，可在右肩下垫一软垫，使右侧乳房成水平状态。左手四指并拢用指端掌面顺时针按压，检查乳房各部位是否有肿块或其他变化。然后用同样的方法检查左侧乳房，并比较左右乳房有何不同。如有发现肿块或其他症状，应及时前往医院诊治。

早餐应该怎么吃？

孕期营养很重要，但一天中最重要的还是早餐，那孕妈妈早餐怎么吃才最营养呢？

★ 全麦制品

包括麦片粥、全麦饼干、全麦面包等。孕妈妈要选择天然的、没有任何糖类或其他添加成分在里面的麦片，同时可以按照自己的喜好加一些花生米、葡萄干或是蜂蜜。全麦面包可以保证充足的膳食纤维摄入量。同时，全麦面包还可以提供丰富的铁和锌。

★ 瘦肉

瘦肉富含铁，并且易于被人体吸收。铁在人体血液转送氧气和红细胞合成的过程中起着不可替代的作用，怀孕时孕妈妈血流量会增加，以保证胎宝宝能够通过血液供给摄取足够的营养，因此孕妈妈对铁的需要就会成倍地增加。

★ 奶类、豆制品

孕妈妈每天应该摄取大约1000毫克的钙。酸奶富含钙，可以补充人体所需的钙质，同时酸奶还含有益生菌，有助于胃肠道健康。豆制品营养十分丰富，常食可保护肝脏，增强免疫力。

★ 蔬菜

颜色深的蔬菜往往意味着维生素含量高。甘蓝是很好的钙的来源；花椰菜富含钙和叶酸，同时还富有大量的膳食纤维和抵抗疾病的抗氧化成分，还有助于人体对其他绿色蔬菜中的铁的吸收。

★ 水果

水果种类很多，柑橘类富含维生素C、叶酸和大量的膳食纤维可以帮助孕妈妈保持体力，防止因缺水造成的疲劳。

第1月
第2月
第3月
第4月
第5月
第6月
第7月
第8月
第9月
第10月

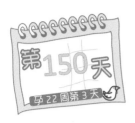

蜂蜜应该怎么喝？

喝蜂蜜有很多好处，但很多孕妈妈又担心喝蜂蜜了会引起血糖升高。那到底可不可以喝蜂蜜呢？怎样喝才会对孕妈妈和胎宝宝都有好处呢？

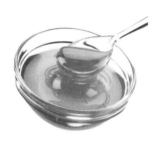

★ 孕妈妈食用蜂蜜的好处

蜂蜜中富含锌、镁等多种矿物质及多种维生素，是美发护肤的要素，还可以有效地预防妊娠高血压综合征、妊娠贫血、妊娠合并肝炎等疾病。同时，它还能缓下通便，有效预防便秘及痔疮出血。

★ 这样喝蜂蜜更健康

孕妈妈可以喝适量的蜂蜜，但每天不宜超过20毫升。如果饮用太多，容易导致腹泻，甚至导致流产。

冲泡时，一定要用45℃以下的温水冲，这样可以保持蜂蜜中的营养和活性不被破坏。

但值得注意的是，孕妈妈不能吃蜂王浆。因为蜂王浆中的激素会刺激子宫，引起宫缩，干扰胎宝宝在子宫内的正常发育。

另外，不要吃生蜂蜜，因为生蜂蜜中有些物质与蜂毒成分相同，进入人体后可引起免疫反应。

孕中期能吃巧克力吗？

巧克力味道浓香醇厚，是很多人喜爱的零食，但孕中期的孕妈妈可以吃巧克力吗？会不会有不良影响呢？

巧克力内含咖啡因，每块标准大小的巧克力含有50毫克的咖啡因。如果孕妈妈每天摄取300毫克以上的咖啡因，易使胎宝宝体重下降，甚至可能导致流产、早产。

而且有的巧克力所含糖分太高，多食可能导致能量过剩，造成肥胖，所以孕妈妈吃巧克力一定要有节制。

孕中期怎样吃鸡蛋更营养?

鸡蛋是孕妈妈孕期当中不可缺少的营养食物，它含有许多营养元素，对胎宝宝的神经系统和身体发育有利，还能益智健脑、改善记忆力、促进肝细胞再生。

★ 最营养的食用方法

鸡蛋吃法多种多样，就营养的消化吸收率来讲，煮蛋为 100%，炒蛋为 97%，嫩煎为 98%，开水、牛奶冲蛋为 92.5%，老煎为 81.1%，而生吃为营养最低且不卫生的。由此来说，煮鸡蛋是最佳的吃法，但要注意细嚼慢咽，否则会影响消化和吸收。

吃的时候最好吃整个鸡蛋，蛋白中的蛋白质含量较多，而其他营养成分则是蛋黄所含更多。

另外，鸡蛋可以单独吃也可以和其他食物搭配着吃。比如贫血的孕妈妈食用鸡蛋，可与一些富含维生素 C、铁元素的蔬菜、肉类搭配着吃，能很好地提高人体对鸡蛋中铁的吸收率。

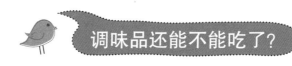

调味品还能不能吃了?

很多孕妈妈在孕期总是偏好某一种味道，喜欢在菜中多加点调味品，而忽略了部分调味品除了美味，还可能会带来一些危害。

★ 这些调味品不宜吃

怀孕后吃小茴香、大茴香、花椒、桂皮、辣椒、五香粉等热性香料，容易消耗肠道水分，使胃肠腺体分泌减少，造成消化不良。

★ 这些调味品要少吃

盐：多吃盐会加重孕妈妈水肿，每天盐的摄入量以 2~5 克为宜。

糖精：多吃糖精会导致消化不良，还会加重肾的负担。

酱油：酱油中含有 18% 的盐，还含有防腐剂。虽不必忌食酱油，但饮食以清淡为好。

味精：食用味精过多，会导致孕妈妈体内缺锌，所以应该少吃。

第154天

孕22周第7天

孕妈妈中暑怎么办？

怀孕期间，由于孕妈妈的生理负荷加大，机体代谢热量增多，而且皮下脂肪层比任何时候都要厚，这一切都不利于产热和散热的平衡。如果再加上居住环境狭小、不通风等因素，就很容易引发中暑了。

★ 防中暑措施

（1）注意个人卫生，经常用温水擦洗身体。

（2）选择真丝或纯棉织物的衣料做贴身的衣裤，衣着宜宽松，胸罩和腰带不宜束缚过紧。

（3）合理搭配饮食，保证孕妈妈和胎宝宝的营养，要注意少吃油腻的食物。

（4）不要贪凉，也不宜多食冷饮。

（5）保证充足的睡眠、休息，孕妈妈一般很容易感到疲劳，所以要有一定时间的午睡，并注意日常休息。

（6）保持心情愉快舒畅。烦躁不安会影响胎宝宝的生长环境。

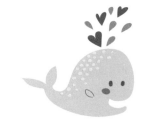

★ 孕妈妈中暑后的急救措施

（1）立即离开高温环境，到通风较好的凉爽处休息。

（2）解开衣服、多饮淡盐水等，短时间内即可好转。

（3）出现高热、昏迷、抽搐者，应让孕妈妈侧卧、头向后仰，保证呼吸畅通。在呼叫救护车或通知急救中心的同时，可用湿毛巾或用 30%~50% 的酒精擦浴其前胸、后背等处。

防中暑食谱

绿豆汤

原料：

绿豆 100 克，冰糖 20 克。

做法：

①将绿豆用清水浸泡 4 个小时以上。

②将绿豆倒入锅内，加水没过表面，烧开后转小火，搅拌，然后再加水，继续搅拌，加 2~3 次，至绿豆"开花"为止。

③再加适量清水，煮 10 分钟即可出锅。

第1月
第2月
第3月
第4月
第5月
第6月
第7月
第8月
第9月
第10月

第155天
孕23周第1天

毛发增多是怎么回事?

怀孕后,激素分泌增多,导致毛发更新缓慢,很多应在孕期正常脱落的头发没有脱落,因此怀孕期间毛发会增多。

★ 头发变多

由于体内激素的改变,一些孕妈妈毛发生长期延长,变得较不容易脱落,头发变多。

在产后6个月内会有一段大量落发期,这属于正常现象。

★ 体毛增多

怀孕后,促肾上腺皮质激素、肾上腺皮质类固酮和雄激素分泌的增多,可出现妊娠多毛症,尤其是腋下、上唇、下颏、颊部、前臂、小腿、肚脐、乳晕及阴部的体毛明显增多。

变多变粗的体毛大多会在产后逐渐掉落,孕妈妈不必过于担心。

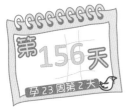

第156天
孕23周第2天

多汗异味怎么办?

怀孕期间,身体内的血液循环尤其旺盛,因此孕妈妈会出现汗液分泌增多的反应,以此来调节身体的温度。那么如何让这样的出汗现象不至于很不舒适呢?

★ 孕期多汗应注意

(1)不要怕出汗,更不要长期躲进空调房间。

(2)及时补充水分,一般宜饮20℃左右的新鲜开水。

(3)多吃蔬菜、水果,这样不但能补充维生素,还可补充从汗液中流失的钾、钠离子,保持体内的电解质平衡;尽量不要吃一些辛热食品,否则会让出汗的情况更加严重。

(4)勤换洗内衣,勤洗澡。宜穿宽松的衣服,便于腹内胎宝宝成长,也便于散发热量,内衣最好是纯棉织品。

(5)避免过重、过多、容易出汗的体力劳动。

(6)如果出现多汗性湿疹,最好到医院就诊。

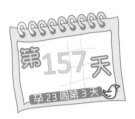

第157天

孕23周第3天

唐氏筛查是什么？

在孕期，医生一般都会建议孕妈妈做一下唐氏筛查，那么到底什么是唐氏筛查呢？

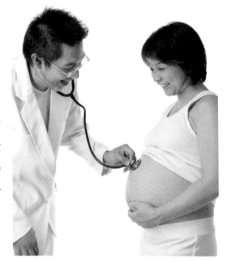

唐氏筛查是一种通过抽取孕妈妈血清，检测母体血清中甲胎蛋白和绒毛促性腺激素的浓度，并结合孕妈妈的预产期、年龄、体重和采血时的孕周等，计算生出唐氏儿的危险系数的检测方法。进行筛查的最佳时间是怀孕的第15~20周。一般抽血后1周内孕妈妈即可拿到筛查结果，如结果为高危也不必惊慌，因为还要进一步做羊水穿刺检查胎宝宝染色体，才能明确诊断。

第158天

孕23周第4天

为什么一定要做唐氏筛查？

★ 为什么要做唐氏筛查

唐氏综合征是一种染色体缺陷病，在第21号染色体上多了一条，故又称为21三体综合征。主要表现为婴儿出生后严重智力障碍、面容古怪、耳位低、眼距宽、颈部皮肤厚、肢体畸形，目前没有有效治疗手段，最好的办法就是终止妊娠。所以为了避免这种情况的发生，最好及早做唐氏筛查。

★ 做唐氏筛查需要空腹吗

与一般肝功能等体检不同，唐氏筛查不用空腹。但因唐氏筛查简称"唐筛"，和"糖筛"非常类似，糖筛是排查妊娠期糖尿病的检查，一般在怀孕第24周做，需要空腹12个小时。

有些孕妈妈可能会听混，此时不妨咨询医生。

第159天

孕23周第5天

孕期哮喘怎么办？

由于怀孕后机体免疫功能发生了变化，对外界的易感性增加，特别是在怀孕前哮喘未能得到良好控制的孕妈妈，在怀孕后将会进一步加重哮喘的病情，甚至引起哮喘发作。

★ **孕期哮喘的危害**

对胎宝宝的影响：引起早产、发育不良、生长迟缓、过期产和低体重儿等。

对孕妈妈的影响：会发生先兆子痫、妊娠高血压、妊娠毒血症、阴道出血和难产等。严重的哮喘发作甚至会危及孕妈妈和胎宝宝的生命安全。

★ **哮喘发作怎么办**

（1）在怀孕期，孕妈妈要保持生活规律，情绪平稳；尽量避开一切可能诱发哮喘的致敏原，如螨虫、花粉、工业粉尘、各种刺激性气体等。

（2）在哮喘发作时，必须积极治疗，以缓解孕妈妈和胎宝宝的缺氧状态。在治疗方面除了要选择合理的方法外，还要兼顾怀孕期的生理情况和胎宝宝的安全。

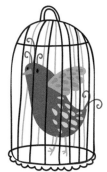

★ **预防也是一种治疗手段**

患有哮喘的孕妈妈要避免接触有害刺激物和致敏物质，如油漆、花粉、动物皮毛、尘螨等。注意保暖，保持室内空气流通。这些措施能有效预防怀孕期哮喘的发作，并能够减少哮喘的治疗用药。

★ **急性发作必须立即就医**

在怀孕期一旦哮喘急性发作，应即刻就医治疗。

第1月
第2月
第3月
第4月
第5月
第6月
第7月
第8月
第9月
第10月

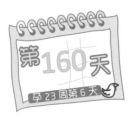

第160天 孕23周第6天

孕期文胸应该怎么选？

在怀孕期孕妈妈的乳房会不断增大。从怀孕到生产，乳房会增加大约2个罩杯。过紧的文胸不仅会压迫到乳房，还会因与乳头摩擦，使乳头有不良影响而影响以后的哺乳。所以，孕妈妈要按乳房大小更换文胸。

★ 孕期文胸的选购技巧

要试穿

选文胸时要记得先试穿，这才能知道是不是真正适合自己。在试穿时，背扣以扣在第2格为宜，穿好之后活动一下看看下胸围是否适合，钢圈有没有窜位等，如果下缘的布料卷起，或是钢圈移位了，就表示这件文胸不合适。

颜色以浅色最佳

怀孕后所穿的文胸最好选择浅色系。颜色亮丽的布料通常都添加了染色剂和荧光剂，可是怀孕的孕妈妈们皮肤变得非常敏感，一接触这些化学物质，极有可能产生过敏的现象，因此浅色系是最佳选择。

仔细检查小地方

检查一下文胸的接缝处是否平整，肩带的宽度是否过细，缝合的地方有没有多余、凸出的线头，这些小细节都关系着穿起来的舒适感，所以不能大意。

★ 孕妈妈不能选择的几种内衣

偏大

这样无法对日益增大的乳房起到很好的承托作用，随着后期乳房不断增大，乳房下垂难以避免。

偏紧

又小又紧的文胸会压迫乳房组织，阻碍血液流通，最终影响乳房发育；也会因为压迫挤压，使乳头发育受到限制，导致乳头凹陷而影响给宝宝哺乳。

不透气

孕妈妈旺盛的新陈代谢需要更具透气性的衣物，不透气的文胸会影响乳房皮肤的呼吸，进而影响乳腺的正常发育。

特殊功能

束身文胸、有药物、硅胶或液囊填充物的丰胸文胸等，都会因过紧而影响孕期乳房的正常发育，孕期要避免使用。

流鼻血了怎么办？

孕期流鼻血属常见现象，所以孕妈妈不用着急。如果过于频繁，可以去医院查一下肝功能，排除其他异常情况导致的出血。

★ 孕妈妈流鼻血的原因

孕妈妈体内会分泌出大量的孕激素使得血管扩张充血。同时，孕妈妈的血容量比非孕期增高，而人的鼻腔黏膜血管比较丰富，血管壁比较薄，所以容易破裂引起出血。

尤其是当孕妈妈经过一个晚上的睡眠，起床后，体位发生变化或擤鼻涕时，就更容易引起流鼻血。此外，鼻息肉、血液性疾病、凝血功能障碍、急性呼吸道感染等疾病，也会导致流鼻血。

★ 孕妈妈流鼻血怎么办

注意调整饮食结构

少吃辛辣的食物：不吃或少吃油煎、辛辣等燥性食物。多饮水，室内要保持一定湿度，每天可经常用手轻轻按摩鼻部、脸部，促进血液循环和营养供应，还能增加御寒、抗刺激能力。

补充维生素 C、维生素 E：多吃含有维生素 C、维生素 E 类的食品，比如黄瓜、西红柿、苹果、芒果、桃子等，以及豆类、蛋类、乳制品等食物，以保护血管壁，增强血管的弹性，防止破裂出血的情况发生。

补充铁质：若容易流鼻血，不妨考虑补充铁质，以帮助身体造血补血。

生活上多注意

孕妈妈可以随身携带一些纸巾备用。若有发生流鼻血，不要紧张，可走到阴凉处坐下或躺下，抬头，用手指捏住鼻子，然后将蘸有冷水的药棉或纸巾塞入鼻孔内。如果不能在短时间内止住流血，则可以在额头上敷上冷毛巾，并用手轻轻地拍额头，从而减缓血流的速度。

159

第162天
孕24周第1天

人参可以随便补吗？

人参具有补虚扶正等多方面的功效，适用于各种虚弱性疾病患者服食。不少孕妈妈会喝碗参汤或以人参炖鸡来进补，这样是否安全呢？

★ 人参不能随便补

事实上，孕妈妈只有在气虚的情况下使用人参，才可以达到补气和安胎的效果。若是孕妈妈没有这方面的问题，吃多了反而会产生胀气的困扰。因此，想要用人参进补的孕妈妈，要先询问医生。

在怀孕初期，体弱的孕妈妈可以适当地进补一些人参，能提高自身免疫力并增进食欲。

怀孕后期的孕妈妈一般体质偏热，此时如果滥服人参，有可能加重怀孕不适症状，出现兴奋激动、烦躁失眠、咽喉干痛、血压升高等不良反应，有流产和死胎的危险。

因此，怀孕中、晚期服用人参，弊多利少，必须慎重。一般怀孕第5个月后不建议吃人参，以防后期分娩困难。

★ 补气的首选食物

身体虚弱，需要补气的孕妈妈可以吃一些同样有补气功效的食物，既能起到进补的作用，又十分安全。

常见的补气的食物有红枣、牛肉、鸡肉、大米、山药等等。

补气食谱推荐

红糖红枣茶

原料：

红糖10克，红枣5枚。

做法：

①红枣洗净切开去核备用。

②锅内加适量清水，放入红枣、红糖，大火烧开转小火煮5分钟即可。

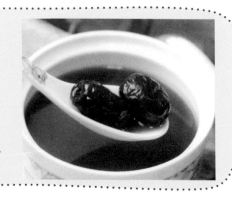

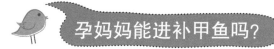

孕妈妈能进补甲鱼吗？

甲鱼是一种传统珍贵滋补品，所以一些孕妈妈的家人喜欢买甲鱼作为礼物送给孕妈妈。那么孕妈妈到底能不能吃甲鱼呢？

★ **孕早期、孕中期都不宜吃甲鱼**

甲鱼有滋阴、凉血、散结消痞的功效，但凡活血的食物，孕早期、孕中期吃了都可能导致流产。因此在孕早期、孕中期是坚决不能常用来熬汤或者做菜的。但偶尔不小心吃到少量的甲鱼肉或汤，也不用太担心，以后多注意即可。

★ **孕晚期可在医生的指导下吃一点**

甲鱼含有丰富的蛋白质和其他各种营养元素，本身的确是非常好的滋补品。孕晚期，尤其是过了预产期的孕妈妈，可以在医生的指导下吃一点甲鱼，有一定的滋阴作用，有助于顺产。

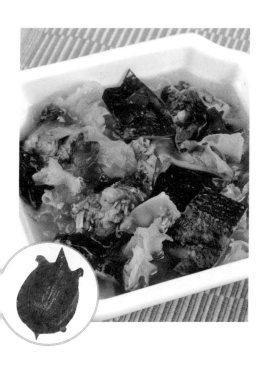

我们应该科学看待滋补类的食物，既不要特别害怕，什么都不敢吃；也不要以为只要是滋补的东西都可以随便乱吃。最好多学习一点营养知识，如果自己不清楚，不妨请教医生、营养师等专业人士。

第1月
第2月
第3月
第4月
第5月
第6月
第7月
第8月
第9月
第10月

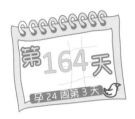

第164天

孕24周第3天

怎样预防妊娠高血压综合征？

孕妈妈一旦患有妊娠高血压综合征，药物治疗只能起到缓解病情的作用，不能根治。因此对于孕妈妈来说，最好的方法是在产科医生、营养医生的指导下，积极预防妊娠高血压综合征的发生，或尽可能降低病情的严重程度。

★ 饮食上的预防

饮食宜清淡

素食可使妊娠高血压孕妈妈血压降低。因此妊娠高血压孕妈妈饮食宜清淡，宜高维生素、高膳食纤维、高钙、低脂肪、低胆固醇饮食。

减少摄盐量

吃盐过多是高血压的致病因素之一，而控制钠盐摄入量有利于降低和稳定血压。

饮食有节

做到一日三餐饮食定时定量，不可过饥过饱，不可暴饮暴食。

戒烟酒

烟酒是妊娠高血压综合征的危险因素之一。嗜烟、嗜酒有增加高血压并发心脑血管疾病的可能，酒还会降低孕妈妈对抗高血压药物的反应性。

科学饮水

硬水中含有较多的钙、镁离子，它们是参与血管平滑肌细胞舒缩功能的重要调节物质，如果缺乏，易使血管发生痉挛，导致血压升高。因此妊娠高血压孕妈妈要尽量饮用白开水，或泉水、深井水、天然矿泉水等。

★ 生活上的预防

（1）在怀孕早期进行定期检查，主要是测血压、查尿蛋白和测体重。

（2）注意休息和营养。心情要舒畅，争取每天卧床10个小时以上，侧卧位以增进血液循环，改善肾脏供血条件。饮食不要过咸，保证蛋白质和维生素的摄入。

（3）及时纠正异常情况。若发现下肢水肿，要增加卧床时间，把脚抬高休息；血压偏高时要在医生指导下服药。症状严重时要考虑终止妊娠。

（4）注意既往病史。曾患有肾炎、高血压等疾病以及上次怀孕有过妊娠高血压综合征的孕妈妈，要在医生指导下进行重点监护。

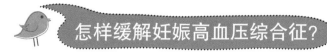

怎样缓解妊娠高血压综合征？

怀孕期间，孕妈妈发生高血压是较常见的，它的危害不容忽视。因为妊娠高血压不仅会对胎宝宝产生严重的危害，还会对孕妈妈造成伤害。很多妊娠高血压孕妈妈为此都感到非常担忧，那么怀孕期间得了妊娠高血压怎么办呢？

★ 按时产检

患有妊娠高血压的孕妈妈需要每隔1~2周做1次产检，注意观察水肿程度，有无头痛等不适症状。一旦有异常应提早就诊。自行监测血压，可每天早晚各测量1次，并做好记录。

★ 以左侧卧位卧床休息

采用左侧卧的姿势可减轻子宫压迫下腔静脉，使静脉回流增加，进而增加胎盘和肾血流灌注，而使血压下降，有利于血压恢复。

★ 减少动物脂肪的摄入

患有妊娠高血压综合征的孕妈妈应减少动物脂肪的摄入，炒菜最好以植物油为主，每天20~25克。饱和脂肪酸（如猪油、牛羊油等）每天所提供的能量应低于10%。

★ 控制热量的摄入

孕后期热量摄入过多，每周体重增长过快都是导致妊娠高血压综合征的危险因素。因此孕妈妈摄入热量应以每周增加体重500克为宜。对于已经肥胖的孕妈妈，每周增重250克为宜。

★ 控制钠盐的摄入

钠盐在防治高血压中发挥着重要作用。若每天食入过多的钠，会使血管收缩，导致血压上升。因此有妊娠高血压综合征的孕妈妈应限制每天摄入钠盐在3~5克以内。

★ 补充蛋白质

重度妊娠高血压综合征的孕妈妈因尿中蛋白流失过多，常有低蛋白血症。因此，应及时摄入优质蛋白质，如牛奶、鱼、虾、鸡蛋等，以保证胎宝宝的正常发育。

★ 补充含钙丰富的食物

患妊娠高血压综合征的孕妈妈最好多吃含钙丰富的食品，如奶制品、豆制品、鱼、虾、芝麻等，也可适当补充钙剂。

★ 补充锌、维生素C和维生素E

妊娠高血压综合征的孕妈妈血清锌的含量较低，因此，膳食中若供给充足的锌能够增强孕妈妈身体的免疫力。另外，维生素C和维生素E能抑制血中脂质过氧化的作用，减少妊娠高血压综合征的症状，因此也需要适当补充。

第1月
第2月
第3月
第4月
第5月
第6月
第7月
第8月
第9月
第10月

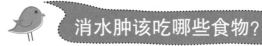

消水肿该吃哪些食物？

大部分孕妈妈在久站或久坐后，下肢可出现凹陷性水肿，但经卧床后即能消退，这也是怀孕期的正常生理现象。如果休息后水肿亦不消退，且有加重趋势，水肿由脚或踝部向全身发展，这就是异常现象，怀孕后出现这类情况应到医院就诊，同时要注意饮食调理。

★ 饮食方案

（1）进食足够量的蛋白质，低盐饮食。每天一定要保证食入肉、鱼、虾、蛋、奶等食物及豆类食物的摄入。这类食物含有丰富的优质蛋白质，再配合蔬菜，如西红柿、香菇、红枣等来烹饪，可减少盐的使用量。

（2）进食足量的蔬菜、水果。蔬菜和水果中含有人体必需的多种维生素和微量元素，它们可以提高机体抵抗力，加强新陈代谢，还具有解毒利尿等作用。

（3）不要吃过咸的食物。水肿时要吃清淡的食物，不要吃过咸的食物，尤其是咸菜，以防止水肿加重。

（4）控制水分的摄入。水肿较严重的孕妈妈应适当控制水分的摄入。

（5）少吃或不吃难消化和易胀气的食物（如油炸的糯米糕、红薯、洋葱等），以免引起腹胀，使血液回流不畅，加重水肿。

（6）摄取具利尿作用的食物。有利尿作用的食物包括芦笋、西瓜、冬瓜、芹菜、绿豆等。

推荐食谱

蒜香芦笋

原料：

芦笋200克、蒜头2粒，植物油、蚝油各适量。

做法：

①将芦笋洗净切段，以滚水氽烫，捞出盛盘；蒜头去膜切末，备用。

②热油锅，加入蒜末、蚝油拌炒，蒜末呈黄金色时即起锅，淋至芦笋上即成。

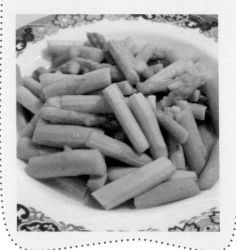

胎宝宝能听见声音了吗？

第167天
孕24周第6天

在此时，胎宝宝的耳朵已经形成，可以听见声音了，但是，胎宝宝对外界声音的刺激是有选择的。他（她）乐于接受温和的声音，害怕和厌恶剧烈的高声调的声音。因此，在选择乐曲时，音量也不要太响。不仅是音乐，浑厚的男中音、低音，胎宝宝也是比较喜欢的。所以，准爸爸也可以多和宝宝说说话。

此时胎宝宝虽然能听见声音，但这并不代表胎宝宝的听力和已经生的小宝宝或者成年人的听力一样好了，有些因素还是会影响胎宝宝的听力的。

（1）孕妈妈胃肠蠕动声和心跳声的干扰。但这些声音在30分贝左右，时间长了，胎宝宝就不会有什么强烈的感受了。

（2）孕妈妈腹壁的反射作用。腹壁会将外面的声音降低大约20分贝。

怎样和胎宝宝进行语言交流？

第168天
孕24周第7天

既然胎宝宝能听到外界的声音了，那准爸爸、孕妈妈和肚子里的胎宝宝说说话吧。

可以告诉胎宝宝一天的生活。就算是生活上一些非常细小的事都可以讲给胎宝宝听，虽然胎宝宝不可能听懂，但时间长了，胎宝宝会逐渐地接受这些信息。

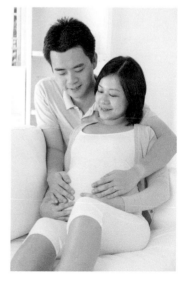

总之，把生活中发生的一切都对胎宝宝叙述。将一天的生活通过和胎宝宝一起感受、互动，使母子间的纽带更牢固，并培养胎宝宝对母亲的信赖感，这也是在培养胎宝宝对外界感受力和思考力的基础。而且听惯了父母的声音，胎宝宝出生后即使哭闹，只要听到父母的声音，也会渐渐平静下来。

第1月
第2月
第3月
第4月
第5月
第6月
第7月
第8月
第9月
第10月

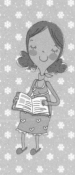

第7个月
孕期的不适真不少

　　这个月孕妈妈因为肚子太大，身体重心会不稳，眼睛无法看到脚部，特别是上下楼梯时要十分小心。这段时间母体若受到外界过度的刺激，会有早产的危险，应该避免激烈运动，避免压迫腹部的姿势。长时间站立或压迫下半身，很容易造成静脉曲张或足部水肿，应时常把脚抬高休息。若出现静脉曲张，应穿弹性袜来减轻症状。

　　另外，这个阶段，孕妈妈的食欲很好，体重增加很快，因此应注意在均衡饮食的基础上，减少高脂肪、高热量食物的摄入，适量增加富含维生素的食物。

　　大多数维生素在体内无法合成，必须通过食物补充，但在烹调过程中特别容易损失，所以吃蔬菜时要注意烹调方式，尽量急火快炒，能生吃的则可以生吃。

　　很多常见的蔬菜中 B 族维生素的含量很高，是孕妈妈补充维生素的佳品，比如卷心菜、芦笋、西蓝花等。

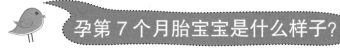

孕第 7 个月胎宝宝是什么样子?

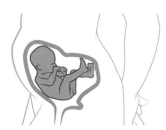

　　孕第 7 个月时胎,宝宝体重已有 1100~1400 克,坐高约为 26 厘米,胎宝宝已经快占满整个子宫空间。

　　这时的胎宝宝皮肤形成皮下脂肪,但皱纹较多,舌头上的味蕾正在形成,且大脑的发育已经进入了一个高峰期,脑细胞迅速增殖分化,体积增大。

　　胎宝宝身体构造已基本完成,功能尚未完全发挥作用,耳朵、眼睛、皮肤的末梢神经感觉逐渐发达,可以做出神经反射动作;眼睑的分界清楚出现,眼睛能睁开了;扩充肺泡表面物质仍不足,使得肺泡仍不完全扩充,气管和肺功能还不发达。外生殖器中,男宝宝的睾丸还没有降下来,但女宝宝的小阴唇、阴蒂已清楚地突起。

孕第 7 个月孕妈妈是什么样子?

　　孕第 7 个月时,孕妈妈的子宫升至肚脐上方 2~3 厘米的位置,腹部亦增大,看上去大腹便便的样子。而且由于子宫增大而重心在腹部,会增加背部骨骼的压力,孕妈妈可能会常常感觉到腰痛。此外,子宫压迫静脉,还会使下肢、腹部发生水肿现象,严重的会使外阴部、下肢形成静脉瘤。

　　在这个月当中,由于孕妈妈体重明显增加,还可能出现贫血现象。由于激素分泌的缘故,孕妈妈全身的韧带或骨骼的结合部分变得松弛,会使脚跟部位常感到疼痛,手部难以握合,手脚开始产生麻木现象。因此,孕妈妈应避免长时间采取直立式的姿势,避免走路过急。

第171天
孕25周第3天

怎样的睡觉姿势是最好的?

在孕第7~9个月时,孕妈妈宜采取左侧卧位,此种卧位可纠正子宫的右旋,能减轻子宫对腹主动脉的压迫,改善血液循环,增加对胎宝宝的供血量,有利于胎宝宝的生长发育。

但不宜采取仰卧位,因为仰卧位时,增大的子宫可能会压迫下腔静脉,使回流到心脏的血液量急剧减少,大脑的血液和供氧也会随之减少,对全身各器官的供血量也明显减少。这时孕妈妈会出现胸闷、头晕、恶心、呕吐、血压下降等现象。

同时,孕妈妈仰卧睡觉还有其他危害,如可能造成下肢及外阴部静脉曲张、水肿、溃破出血;诱发胎盘早期剥离,如突然出现腹痛、阴道及子宫内出血,甚至发生休克,威胁生命或造成胎宝宝死亡。而且还会因为子宫压迫输尿管,影响尿路的通畅,增加孕妈妈患肾盂肾炎的机会,有损孕妈妈的身体健康。

因此,为确保胎宝宝、孕妈妈的健康,从怀孕第6个月以后,一定养成左侧卧的习惯。

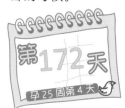

第172天
孕25周第4天

睡觉时能不能开灯?

孕妈妈不要开灯睡觉,以防光源污染,电灯光对人体会产生一种光压,长时间照射可引起神经功能失调,使人烦躁不安。

日光灯缺少红光波,且以每秒钟50次的速度抖动,当室内门窗紧闭时,可与污浊的空气产生含有臭氧的光烟雾,对居室内的空气形成污染。

白炽灯光中只有自然光线中的红、黄、橙三色,缺少阳光中的紫外线,不符合人体的生理需要。

荧光灯发出的光线带有看不见的紫外线,短距离强烈的光波能引起人体细胞发生变异,可诱发畸胎或皮肤病。

因此,孕妈妈在睡觉前关灯的同时,应将窗户打开10~15分钟,使有害物质窗口散发。白天在各种灯光下工作的孕妈妈,要注意每天去室外晒晒太阳。

上下楼要注意什么?

爬楼梯可以加强孕妈妈的心脏功能，而且还可以活动骨盆。但是孕中期的孕妈妈在上下楼的时候也需要注意一些问题。

住楼房的孕妈妈，每天免不了要出门，上下楼梯对孕妈妈是有一定危险的，稍不注意而摔倒，后果很严重。孕妈妈最好把事情结合起来办，尽量减少上下楼的次数，有电梯的一定要利用。

★ 踩实

行走时一定要注意一步一步地踩实，上下楼梯时不要身体前倾或过度后仰。特别是到了怀孕晚期，日渐增大的肚子很可能会遮住孕妈妈的视线，下楼梯时不容易看清。切记踩稳当了再迈步，千万不要踩空。如果有扶手，一定要扶着行走，以免身体摔倒。觉得累时，稍作休息再继续走。

★ 扶栏杆

直接迈步下台阶，会增加身体负担，若是在孕早期，还会增加流产的风险。不扶栏杆也很容易摔倒，发生危险。

★ 不要提重物

如果孕妈妈提很重的物品上下楼梯，往往会增加腹部压力，很容易发生流产、早产的情况。因此，为了防止孕妈妈发生意外，在怀孕期间，家庭的一切重活累活，还是由准爸爸承担为好，手提重物最好不要超过1千克。

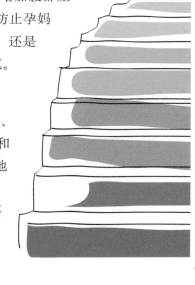

★ 上下楼不要太急

怀孕期的孕妈妈一定要在行动过程中做到稳、缓。孕妈妈上、下楼梯时要讲究正确的行走方式和正确的动作，不宜太着急，看清楼梯，一步一步地慢慢上下，待前一步落实后，才能再迈下一步。

孕妈妈上下楼梯，要特别小心，行走动作要稳当，千万别滑倒，以免对胎宝宝造成伤害。

第1月
第2月
第3月
第4月
第5月
第6月
第7月
第8月
第9月
第10月

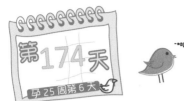

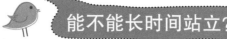

能不能长时间站立?

　　这个时候孕妈妈的肚子越来越大，如果长时间站立的话，到达子宫的供血量会不足，影响胎宝宝的发育。

　　除此之外，也会产生水肿、腰酸背痛等症状，对身体危害甚大。如果有这些症状应就医诊治。

　　如果孕妈妈从事的是必须长期站立的工作，最好暂时不要上班，或是请示工作单位将自己调换到别的岗位上。

　　这里给孕妈妈们提供一个站立的方法。平常站立时，两腿应保持平行，双脚要稍稍分开一点，重心要在脚心上，以免产生疲劳感。

　　如果长时间站立的话，可以将一腿放在前面，另一腿放在后面，且重心放于后腿上，前腿稍作休息，当后腿稍感酸胀时，与前腿交换一下，或重心移向前腿，如此反复。

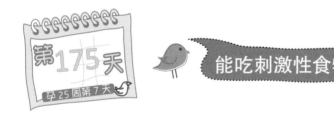

能吃刺激性食物吗?

　　孕妈妈不宜食用辣椒、生葱、生蒜以及芥末、咖喱等辛辣刺激食物。

　　刺激食物会随母体的血液循环进入胎宝宝体内，给胎宝宝造成不良刺激，影响其正常生长发育。

　　但凡事没有绝对，提倡少吃不等于不可以吃，适量还是可以的。孕妈妈可以用少量葱、姜、蒜等调味，制熟后食用，其辛辣性大大减弱，对人体的刺激性也大大减轻，孕妈妈还是可以食用的。像甜椒这种辛辣之味很轻的，也可以吃。但是生的葱、姜、蒜，还有芥末、咖喱就最好不要吃了。

第1月

第2月

第3月

第4月

第5月

第6月

第7月

第8月

第9月

第10月

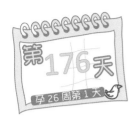

第 176 天
孕 26 周第 1 天

胎教音乐该如何选择？

孕第 7 个月时，由于胎宝宝大脑开始活跃，已经能够感受音乐的节奏和旋律，可以体验音乐传达的美感。

胎教音乐要具有科学性、知识性和艺术性。不要违背孕妈妈和胎宝宝生理、心理特点，要在寓教于乐的环境中达到胎教的目的。

孕妈妈可以选择一些艺术内涵深厚的胎教音乐来听，不仅可以使自己受到熏陶，释放压力，愉悦心情。同时，因为胎宝宝的身心正处于迅速发育生长时期，多听音乐对胎宝宝右脑的发育还是有利的。

但是，胎教音乐的声音不宜过大，要轻柔舒缓，也不应将音乐播放器直接放在孕妈妈的肚皮上，避免损伤胎宝宝脆弱的耳膜，导致胎宝宝听力受损。

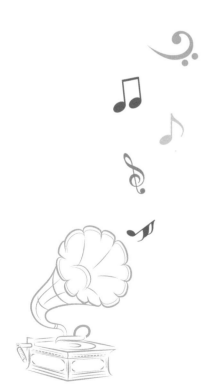

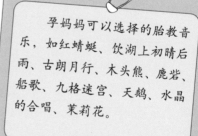

孕妈妈可以选择的胎教音乐，如红蜻蜓、饮湖上初晴后雨、古朗月行、木头熊、鹿砦、船歌、九格迷宫、天鹅、水晶的合唱、茉莉花。

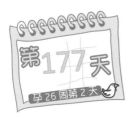

孕中期为什么有时候会腹痛?

　　孕期腹痛是孕妈妈常见的身体反应,孕中期很多原因可能导致腹痛。其中有些是生理性的,无需治疗;有的则是病理性的,需要引起警惕,及时处理。在孕中期,孕妈妈为什么会腹痛呢?

★ 生理性腹痛产生的原因

　　(1)孕妈妈的体重和肚子逐步增大,会因对腰腿部位的牵引而产生疼痛的感觉。而孕妈妈的子宫也在不断增大,子宫圆韧带被牵拉,也会造成一定程度的腹痛。

　　对于这样的牵拉疼痛,孕妈妈并不用非常焦虑和担心,只要多卧床休息,疼痛就能得到一定的缓解。

　　(2)胎动时,也会给孕妈妈的腹部带来疼痛感。

★ 病理性腹痛产生的原因

　　胎盘早剥

　　胎盘早剥一般较常发生于有高血压、吸烟嗜好、多胞胎和子宫肌瘤的孕妈妈身上。胎盘早剥所产生的疼痛,通常是剧烈的撕裂样痛。虽然伴随有阴道出血,但也有些胎盘早剥的孕妈妈,会感受强烈腹痛却无阴道出血的情况。

　　先兆子宫破裂

　　子宫破裂常发生于瞬间,产妇会感觉下腹持续剧痛。没有手术史的子宫,发生破裂的机会较小,但还是有可能会发生。另外,侵蚀黏生性胎盘也有可能于怀孕中期引起子宫破裂。

　　但凡出现较剧烈的腹部疼痛都应及早就医。

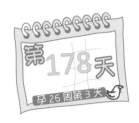

第178天

孕26周第3天

孕期乳头皲裂怎么办?

在孕中晚期时,可能有些孕妈妈会发现,乳头变得干干的,还有些皲裂。孕妈妈可能还会担心这会影响到以后给宝宝哺乳,那么孕期乳头皲裂到底该怎么办呢?

★ 孕期乳头皲裂的原因

乳房是很敏感的器官,在孕中、晚期,由于乳房增大、血管增加,支配的神经也增多,变得更加敏感。另外,乳头皲裂也可能是因干燥或是维生素缺乏导致的。

★ 乳头皲裂的护理方法

不管孕妈妈产后是否决定进行哺乳喂养,都要从孕第7个月开始,每天做乳房护理,预防乳头皲裂。

(1)孕妈妈要坚持每天用肥皂水和温开水清洗乳头、乳晕。用清水冲洗干净后,可在乳头上涂抹一些对胎宝宝没有影响的润滑油。

(2)多对乳房进行按摩,也可准备一把粗齿的木梳,用木梳在乳房上打圈,同样能够起到按摩作用,增加乳头柔韧度,也可使局部角质增生、变厚,防止乳头皲裂。

(3)孕妈妈需经常更换内衣,戴文胸,以防擦伤乳头皮肤。

(4)有乳头内陷或乳头扁平的孕妈妈,应积极给予纠正。

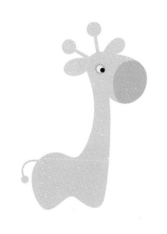

伴有乳头凹陷现象的孕妈妈,每天可提拿自己的乳头10分钟左右,使其呈挺立的状态。这样可防止产后哺乳时乳腺炎的发生,而且健康的乳头才可以在产后提供给宝宝丰富的乳汁。

第1月
第2月
第3月
第4月
第5月
第6月
第7月
第8月
第9月
第10月

如何预防甲型流感?

秋冬季,随着气温下降,人体免疫力降低,面对着"肆虐横行"的甲型流感,孕妈妈该如何提高自身的免疫力去应付呢?

★ 孕期预防甲型流感

(1)尽量避免去拥挤、热闹、人多的公共场所,因为这些地方空气污浊,且病原微生物的密度高,而孕妈妈抵抗力差,很容易传染上疾病,所以应避免去。

(2)在流感高发时节,应减少外出,即使是外出时也应戴口罩。常用淡盐水漱口,多洗手,保持室内空气流通、室内卫生清洁,远离流感患者。

(3)生活要有规律,不要过于劳累,应保证睡眠每天在10个小时左右,多吃一些富含维生素C的水果、蔬菜和适量的高热量、高蛋白食物。同时多喝开水,可有效增强孕妈妈对病毒和细菌感染的抵抗力。

(4)加强体育锻炼,多做户外活动,多晒太阳,提高身体对气候变化的适应能力。少食辛辣食物,减少对呼吸道的刺激,保护自身免疫功能。

预防甲型流感食谱

薄荷梨粥

原料:

　　大米50克,薄荷3克,鸭梨1个,红枣6枚。

做法:

　　①将鸭梨去皮去核,切成块;红枣切开去核;大米洗净。

　　②锅中加适量水,放入鸭梨、薄荷和红枣共煮成汤。

　　③将大米煮粥,粥熟后加入薄荷梨汤,再煮沸即可。

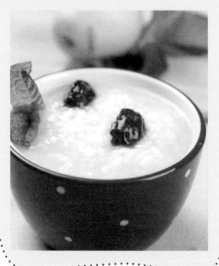

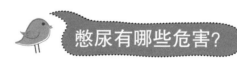

尿频怎么办?

进入孕中晚期，由于胎头下降进入盆腔，使得子宫重心再次重回盆腔内，膀胱受压症状再次加重，尿频的症状也就变得较明显，甚至很多孕妈妈一用力就容易有尿液从尿道流出，也就是所谓的"尿失禁"。

1. 有尿意就要及时排出。出门前、参加会议或活动前及自由活动期间应及时排净小便，不要憋着，睡觉前也少喝水。

2. 在怀孕中晚期，排尿时可前后摇动身体，有助于减轻膀胱受压及排空膀胱。如果出现尿急、尿痛及尿色异常现象的话，应及时就医。

3. 可做会阴肌肉收缩运动，如此不仅可收缩骨盆肌肉，以控制排尿，亦可减少分娩时产道的撕裂伤。

4. 刺激性饮食、过多使用化学药物、发炎、过敏等情况，都会增加心理的不适，加重尿频。

5. 使用护垫，以防"突发事件"。

憋尿有哪些危害?

怀孕中晚期，很多孕妈妈都有尿频的症状。应及时排尿，切忌憋尿。

尿是肾脏代谢的产物，含有许多人体新陈代谢所产生的尿酸、尿毒等代谢废物和各种有毒物质。

憋尿会使有毒物质在体内停留的时间过久，很容易引起泌尿系统感染和结石，严重时还会导致肾功能损害。女性由于腹腔内结构较复杂，泌尿系统比男性更容易遭受病菌侵袭，憋尿会影响膀胱功能，造成尿路感染。像女性出现的频尿、血尿、排尿困难、尿灼热、余尿感、下腹不适或疼痛等症状,都可能是憋尿造成的典型症状。

尽管频繁上厕所很麻烦，但也不应憋尿，有了尿意应及时排尿，切不可憋尿。有的人会因为憋尿时间太长，而影响膀胱的功能，以至于最后不能自行排尿，造成尿潴留，需要到医院行导尿术。

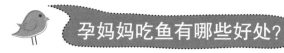

孕妈妈吃鱼有哪些好处？

孕妈妈吃鱼不仅有利于身体健康，肚子里的胎宝宝也能直接受益。那么孕妈妈吃鱼具体有哪些好处呢？

★ 鱼类的营养全面

鱼肉营养非常丰富，含有大量的矿物质，如钙、铁、锌等，这些都是胎宝宝发育的必要物质。所以孕妈妈吃鱼可以补充多种营养，使营养成分的吸收更全面、丰富。

★ 对胎宝宝的视力好

孕妈妈吃鱼不仅有利于自身的健康，更有助于胎宝宝良好视力的发育。

★ 能使孕妈妈心情变好

鱼体内有一种特殊脂肪酸，能使大脑分泌出更多的"开心激素"，常吃鱼可维持"开心激素"的浓度处于正常状态，有助于孕妈妈心情愉悦，生出健康宝宝。

★ 有助于预防早产

孕妈妈多吃鱼是个很好的预防早产的方法。鱼中含有丰富的 ω-3 脂肪酸，这种脂肪酸能延长妊娠期，防止早产的出现。

★ 有利于缓解抑郁情绪

孕妈妈吃鱼可以得到鱼中的脂肪酸，它对缓解孕妈妈抑郁的情绪起着重要的作用，摄入量越多孕妈妈产前产后出现抑郁的可能性就越小。

★ 促进胎宝宝脑细胞发育

鱼类的蛋白质丰富，远高于肉类，含有人体必需的氨基酸，属于优质蛋白质，而且易于消化，其消化率高达 85%~95%。而且鱼的脂肪含量少，但质量高，不仅可预防心血管疾病，而且有利于胎宝宝神经系统的发育。

推荐食谱

糖醋带鱼

原料：

带鱼 500 克，植物油、醋、白糖、酱油、料酒、葱花各适量。

做法：

①将带鱼清理干净，切成长块，用适量料酒和酱油浸泡约半个小时。

②锅内倒油烧热，放入带鱼边炸边翻，待两面都呈黄色时捞出。

③锅中留底油，倒入葱花煸香，再倒入炸好的鱼块，盖上盖焖几分钟后加入白糖、醋，再煨几分钟即可。

怎么吃鱼才健康？

有些女性一旦怀孕经常会想许多事情，造成情绪不良，那么这些不好的情绪会传给胎宝宝吗？会给胎宝宝带来什么影响呢？

★ 怎么吃鱼才健康

多吃深海鱼类，如鲑鱼。不要吃稻田或者紧靠稻田的池塘养殖的鱼、化工厂附近水域里的鱼、咸鱼和有腐败迹象的鱼。

鱼虽好，但有些孕妈妈对鱼类过敏，因此千万不能勉强吃鱼。可以吃专用的营养配方食品，减少过敏发生次数。

这里要特别提醒的是孕妈妈要多吃鱼，但是尽量不要吃鱼油，因为鱼油有可能影响凝血功能，孕妈妈吃多了可能会增加出血几率。

★ 注意鱼的搭配方式

豆腐和鱼

豆腐煮鱼就是一种很好的搭配方式，可使豆腐和鱼两种高蛋白食物得以互补。因豆腐中的蛋白质缺乏蛋氨酸和赖氨酸，而鱼肉中较丰富；鱼肉中含量较少的苯丙氨酸又以豆腐含量较多。两者搭配可以相互取长补短，提高人体对蛋白质的吸收率。

同时，豆腐中含有大量孕妈妈极为需要的钙元素，而鱼肉又富含可以促进钙质吸收的维生素D，两者搭配可使人体吸收的钙元素大大增加。

此外，豆腐煮鱼可以改善孕妈妈的食欲。

醋和鱼

因鱼鳞与鱼皮上总有一种称为嗜盐菌的细菌，就算用水将鱼洗净也不能将这些细菌全部洗掉，但只要放一点醋在鱼上就可将这种细菌杀死。而且，醋可使鱼肉的蛋白质更容易凝固，软化鱼刺，同时能让鱼肉的钙、磷等矿物质更好地被人体吸收。

★ 注意鱼的烹调方式

鱼的烹调方式以水煮为佳，可以不放油，但缺点是煮的过程中一部分维生素和矿物质溶解在水中，而造成一定量的损失。

第1月
第2月
第3月
第4月
第5月
第6月
第7月
第8月
第9月
第10月

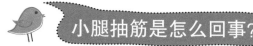

小腿抽筋是怎么回事?

孕妈妈在此期间可能会遇见一件很棘手的事情:腿部可能会经常抽筋。那到底是什么原因引起的呢?

钙的缺乏:钙是调节肌肉收缩、细胞分裂、腺体分泌的重要因子,低钙将增加神经肌肉的兴奋性,导致肌肉收缩,继而出现抽筋。

饮食因素:肉类富含蛋白质,摄入过多将影响碳水化合物的代谢,导致酸性代谢产物堆积,引起电解质紊乱,而电解质紊乱的表现之一就是抽筋。

寒冷因素:如果室温较低,寒冷刺激易使腿部肌肉出现抽筋。

睡眠姿势和时间:睡眠姿势不好,长时间仰卧,或长时间俯卧,都会引起肌肉"被动挛缩"。另外,睡眠时间过长,也有可能诱发肌肉痉挛。

过度劳累:随着孕期体重的不断增加,孕妈妈腿部负担不断加重,腿部肌肉经常处于疲劳状态;怀孕期间走得太多或站得过久,腿部肌肉负担增加,导致局部酸性代谢产物堆积,就会引起肌肉痉挛。

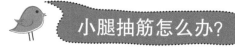

小腿抽筋怎么办?

对于避免孕中晚期小腿抽筋,孕妈妈还是做好防护措施为好。

1.适当进行户外活动,多进行日光浴。

2.多食用含钙较丰富的食物,如奶制品和深绿色蔬菜。

3.睡眠前按摩脚部,或者将脚部垫高再睡。白天走路不要穿高跟鞋,也不要站立过久,防止腿部肌肉过于疲劳。

4.睡觉时调整好睡姿,采用最舒服的侧卧位。伸懒腰时注意两脚不要伸得过直,并且注意下肢的保暖。

5.晚上睡觉小腿抽筋时,用湿热的毛巾热敷一下小腿,可以使全身血管扩张,缓解抽筋。

第1月
第2月
第3月
第4月
第5月
第6月
第7月
第8月
第9月
第10月

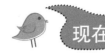

现在还能骑自行车吗?

孕第7个月时,孕妈妈躯体比较笨重,肢体又不灵活,应付紧急情况的能力差,如果骑车的话,危险性将会很大。一旦发生撞伤很可能引起软组织损伤、羊水早破或者早产,甚至引起胎盘早剥、阴道大出血,而发生宫内胎儿窒息、死亡等危险。因此,孕妈妈在孕中晚期不要骑车为好。

另外,如果孕妈妈患有高血压、心脏病、糖尿病和肾炎,最好也不要骑车;车流量很大的街道,也不适于孕妈妈骑车。因为机动车所排放的废气中含有微小颗粒,容易对孕妈妈的血管造成严重损害,增加其患心脏病的风险。

什么情况会导致早产?

孕妈妈都希望宝宝按时来到这个世界。但是,有的宝宝尚未足月,就提前来报到了,这是为什么呢?

★ 气温高

气温高时孕妈妈出汗也多,加上身体负担重,极易感到疲劳,如不注意休息,会使抵抗力下降;另外,气温高时,食物易变质,孕妈妈不注意饮食引起腹泻等。这些原因都易导致早产。

★ 洗澡不注意

夏天洗澡时如果水温调得低,温差过大,会刺激孕妈妈的子宫收缩,从而导致早产。

★ 过度劳累

孕妈妈不要让自己处于太劳累的状态,有很多的早产情况都是因为孕妈妈过度劳累所致。

★ 胎宝宝体重太低

宝宝体重过低说明孕妈妈的身体状态不佳,往往容易引起早产。

★ 环境因素

环境污染、噪音过大也会增加早产危险。

179

第**188**天

孕27周第6天

牙齿怎么松动了？

由于怀孕，女性体内雌性激素水平会有所增高，原有牙龈炎可能会转变成更严重的牙周炎，加之牙槽骨软化，甚至会有牙齿脱落的危险。

因此，孕妈妈应注意保持口腔清洁，科学膳食，坚持早晚刷牙，牙刷毛可以软一些，避免伤及牙龈。

另外，孕妈妈还应增加钙的摄入量，多吃含钙丰富的食物，如牛奶及其他乳制品、虾皮、海带、紫菜等，还有黄豆及其豆制品、各种瓜子、芝麻酱等，可吃些钙强化的食物。可适当进行户外活动，多晒太阳。在医生指导下服用钙剂及维生素D。这样就可预防牙齿松动。

推荐食谱

芹菜拌腐竹

原料：

芹菜200克，腐竹80克，盐、香油适量。

做法：

①芹菜洗净切段；腐竹洗净用清水泡发2个小时左右。

②将芹菜用开水焯2分钟，捞出沥干，腐竹切段。

③两者放在一起，加盐、香油拌匀即可。

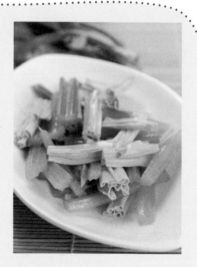

虾皮海带丝

原料：

虾皮10克，水发海带300克，酱油适量。

做法：

①将海带洗净，切成丝。

②在海带丝上撒上虾皮，加适量酱油拌匀即可。

第1月
第2月
第3月
第4月
第5月
第6月
第7月
第8月
第9月
第10月

第189天

孕27周第7天

胃灼热怎么办?

怀孕中后期出现的胃灼热，一是因为黄体酮的影响使肠胃蠕动减缓，让食物在胃中停留时间增加；二是括约肌的松弛，导致胃液反流到食管，引起胃灼热的不适感。因此孕妈妈需要采取一些措施，来预防以及应对胃灼热。

★ **胃灼热的预防和应对**

（1）如果胃灼热严重时，最好遵守医嘱来服用制酸剂，中和胃酸，切忌自行用药。

（2）躺下时将头部垫高，以防止发生胃液反流。少穿紧身衣，内衣要舒适、合身。

（3）远离二手烟，因为吸烟会加速胃酸的分泌。

（4）避免甜食、碳酸饮料、茶、咖啡、过冷或过热食物及辛辣油腻食物，否则会刺激肠胃，使胃灼热加剧。

（5）每餐之前喝一点牛奶，可以帮助减轻胃部不适。

（6）白天尽量少食多餐，将每天正常3餐分为6小餐，可使胃部不会过度膨胀，减少胃酸的反流。

（7）睡前2个小时不要进食，饭后半个小时至1个小时内避免卧床。

推荐食谱

芹菜雪梨汁

原料：

芹菜100克，雪梨200克。

做法：

①芹菜洗净切段；雪梨洗净，去皮去核，切块备用。

②将芹菜和雪梨放入榨汁机，加适量水，榨成汁即可饮用。

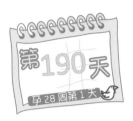

第**190**天

孕 28 周第 1 天

天冷了能不能吃火锅？

天气变冷的时候，人们喜欢吃火锅，尤其是冬天比较寒冷的北方，火锅更是人们餐桌上的常客。那么孕妈妈能不能吃火锅呢？

★ 火锅无益，能少吃则少吃

火锅及调品料中一般盐分含量很高，加上经常涮豆腐、肉类等蛋白质丰富的食物，高温下可产生很多嘌呤，容易加重孕妈妈的肾脏负担。

牛肉、羊肉等生肉是火锅常用的食材，生肉中可能含有弓形虫等寄生虫和细菌，如果不能完全煮熟，则可能危害到胎宝宝的健康。

大多数火锅离不开辛辣的锅底和调味料，这些底料加上肉食都是辛热性的食物，孕妈妈吃了极易上火。

外出就餐，一些商家为了改善口感，底料中大多会加一些中药，孕妈妈很难区分这些中药中是否含有对胎宝宝不利的因素。

★ 怎样吃火锅才安全

最好在家里吃，这样起码能确保食材的卫生和安全程度，而且也没有嘈杂闷热的环境。

如果外出吃，最好选择鸳鸯锅，吃不辣的这一侧，多涮一点冬瓜、青菜、土豆等素食，少吃一点肉类。食材要多煮一会至熟透才吃。

★ 炖比涮更安全

不妨把涮锅改成炖锅，炖锅的口感其实跟涮锅差不多，但与涮锅相比，更安全、更营养。

自制火锅推荐

什锦羊肉锅

原料：

羊肉 200 克，芦笋 200 克，土豆 100 克，白萝卜 100 克，白菜 100 克，盐、蚝油、香油各适量。

做法：

①羊肉洗净切小块；芦笋、土豆（去皮）、白萝卜洗净切片，白菜洗净撕成大块。

②砂锅内加冷水，放入羊肉小火加热，待水开后放入芦笋、土豆、白萝卜，继续小火炖20分钟；放入白菜续炖5分钟，加盐、蚝油、香油调味即可。

第191天

孕28周第2天

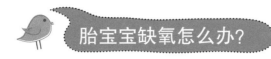

胎宝宝缺氧怎么办？

足月胎宝宝的脑组织对缺氧十分敏感，一旦发生缺氧容易引起脑组织水肿、缺血，严重者甚至可发生脑组织坏死等。

★ 导致胎宝宝缺氧的原因

（1）胎宝宝缺氧最常见的原因是脐带绕住了身体的某一部位，如颈、手、足等。

（2）因为胎盘的功能减退，可能造成胎宝宝缺氧。

（3）母亲出现贫血，血红蛋白数量不足也造成胎宝宝缺氧。

★ 胎宝宝缺氧的信号

生长停止

缺氧后胎宝宝的生长也会迟缓。如果子宫底高度（耻骨联合上方到子宫底最高处距离）持续2周不增长，则应做进一步检查。

胎动改变

胎动情况因不同胎宝宝而有别，一般安静型胎宝宝比较柔和，胎动次数较少；兴奋型胎宝宝胎动动作大，次数多。如果原本活泼的胎宝宝突然安静，或一个原本安静的胎宝宝突然躁动不安，胎动每12个小时低于10次或每12个小时超过40次，则有可能宫内缺氧。

胎心异常

正常的胎心是规律和有力的，为每分钟120~160次，如胎位正常，在孕妈妈下腹的左侧或右侧，准爸爸可借助简单的器械听取到。胎动减少前，出现胎心过频，若每分钟超过160次，为胎宝宝早期缺氧的信号；胎动减少或停止，胎心每分钟少于120次，则为胎宝宝缺氧晚期。

孕妈妈一旦发现以上异常信号，应及时去医院就诊，以便明确诊断胎宝宝在宫内是否缺氧，从而针对病因给予纠正，保证胎宝宝顺利健康地生长。

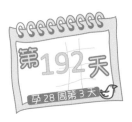

第192天
孕28周第3天

白带发黄是怎么回事?

孕期的妇女会出现很多与怀孕前不同的生理反应,白带发黄就是其中一种。那么,孕期白带发黄怎么回事?

1. 白带发黄、呈现乳白色的泡沫状,伴有阴道瘙痒,这种一般是滴虫性阴道炎导致的。

2. 白带发黄、呈现乳白色的片状,伴有阴道瘙痒,这种一般是念珠菌性阴道炎导致的。

3. 白带发黄、呈现乳白色的块状,伴有阴道瘙痒,这种一般是丝虫性阴道炎导致的。

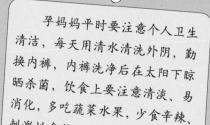

孕妈妈平时要注意个人卫生清洁,每天用清水清洗外阴,勤换内裤,内裤洗净后在太阳下晾晒杀菌,饮食上要注意清淡、易消化,多吃蔬菜水果,少食辛辣、刺激性食物。

第193天
孕28周第4天

白带增多怎么办?

通常怀孕后,白带量就比平时要明显增多,这是因为孕妈妈的外阴、阴道、子宫颈这些地方血流旺盛,组织液增多,因而分泌物也增多。怀孕的月份越大,白带量也越多。白带增多该怎么办呢?

1. 每天用温开水清洗外阴2~3次,但不要清洗阴道内。

2. 为了避免交叉感染,必须准备专用毛巾和水盆。

3. 天天更换内裤,洗净后的内裤要在日光下晾晒。

4. 每次排便后,用浸泡过硼酸水的脱脂棉块,由前向后进行擦拭,但擦过一遍的脱脂棉要扔掉,第二遍要用新的棉块。

5. 当外阴出现瘙痒时,在洗澡的时候不要使用碱性大的清洗剂,如肥皂清洗外阴,应按医嘱去做。

喝酸奶好还是喝牛奶好？

孕妈妈喝牛奶还是喝酸奶好？牛奶和酸奶都是对孕妈妈有益的饮品，但是喝哪个最好呢？

★ 喝纯牛奶的好处

纯牛奶不仅是优质蛋白质的来源，而且是含钙丰富的食品。而酸奶的含钙量比纯牛奶低，孕妈妈补钙应首选喝纯牛奶。但它的缺点是容易被污染和变质，所以买鲜奶时要尽量去大型超市，选择知名企业的产品。

★ 喝酸奶的好处

酸奶是在鲜牛奶中加入乳酸菌发酵而成的，其营养成分更易消化吸收；同时还能抑制肠道中的致病菌，并能刺激肠道蠕动，因此对肠功能起到双向调节作用。所以对于乳糖不耐受的孕妈妈来说，酸奶是一个不错的选择。

★ 交替喝最好

纯牛奶本身含钙丰富，且容易被机体吸收，因此，孕妈妈最好每天喝250~500毫升纯牛奶，以满足孕期对钙的需求量。而酸奶是鲜奶经过乳酸菌发酵制成的，在营养价值上和鲜牛奶相差不多，并且有抑制腐败菌繁殖及其在肠道中产生毒素的作用。

在怀孕中晚期，孕妈妈每天需要的钙摄入量又有所提高，所以建议在选择奶制品时，最好纯牛奶和酸奶交替饮用。

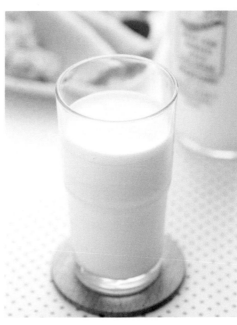

乳酸饮品和其他一些奶味饮料营养价值很低，同时又含有多种添加剂，千万不要把它们和牛奶、酸奶混为一谈。这些饮料虽然口感好，但是对胎宝宝不但没好处，反而可能有害。

第1月
第2月
第3月
第4月
第5月
第6月
第7月
第8月
第9月
第10月

第195天

孕28周第6天

吃黄豆有什么好处?

豆类是重要的健脑食品,如果孕妈妈能多吃些豆类食品,对胎宝宝大脑发育十分有益。

黄豆中含量相当高的氨基酸和钙,正好弥补米、面中这些营养的不足。

黄豆中蛋白质不仅含量高,而且多为适合人体智力发育需要的植物蛋白质,也有利于健脑。黄豆含脂肪量也很高,在这些脂肪中,亚油酸、亚麻酸等不饱和脂肪酸较多。

此外,每100克黄豆中含钙240毫克、铁9.4毫克、磷570毫克、烟酸2.2毫克。这些营养物质都是胎宝宝智力发育所必需的。

所以,孕妈妈宜多吃黄豆和黄豆制品,如豆豉、豆腐、豆浆、豆腐皮、腐竹、豆腐干等。

但补充蛋白质也不能只靠黄豆,肉类和黄豆结合起来吃效果会更好。

推荐食谱

营养豆浆

原料:

　　花生45克,黄豆200克,白糖适量。

做法:

　　①将黄豆提前浸泡6~16个小时,备用。

　　②把浸泡过的黄豆、花生放入豆浆机,加入适量水,打碎煮熟,再用豆浆滤网过滤后,加适量白糖即可食用。

黄豆猪骨汤

原料:

　　猪脊骨300克,黄豆50克,蜜枣3枚,陈皮1/4个,姜2片,盐适量。

做法:

　　①将猪脊骨斩块,放入滚水中煮3分钟,捞起洗净;黄豆、陈皮洗净待用。

　　②把除盐以外的所有材料放入锅内,加入1000毫升清水,用大火煲滚后改用小火煲3个小时,加盐调味即可。

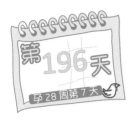

第1月
第2月
第3月
第4月
第5月
第6月
第7月
第8月
第9月
第10月

第196天

孕28周第7天

能不能大量吃夜宵？

怀孕期间是否可以因为一人吃两人份，就肆无忌惮地吃夜宵呢？答案是否定的。尽管孕妈妈怀着宝宝要摄取多一些营养，也千万不要每晚奔向美味的夜宵。

★ 大量吃夜宵的危害

危害1：导致肥胖

夜间身体的代谢率会下降，热量消耗也最少，吃夜宵容易使身体将多余的热量转化为脂肪堆积起来，导致肥胖，使产后身体恢复能力变差。

危害2：对胎宝宝成长无益

有些孕妈妈认为多吃才能给胎宝宝更充足的营养，但其实夜宵会使孕妈妈肥胖，却不会使腹中胎宝宝的体重增加。

危害3：影响睡眠

夜晚是身体休息的时间，吃夜宵之后，容易增加肠胃的负担，让肠胃在夜间无法得到充分的休息。而孕妈妈本身容易失眠，如果再吃夜宵，更会雪上加霜。

危害4：加重便秘

夜宵如果吃了烧烤、海鲜之类难消化的肉类食物，不仅会增加肠胃负担，而且会加重孕期的便秘症状。因为晚上肠胃蠕动慢，再加上这些食物又是偏热性的，缺乏膳食纤维，所以容易导致便秘。

★ 最佳夜宵选择

如果晚上确实感到肚子饿怎么办？可以选择一些低热量的健康食物当作夜宵。比如黄瓜、西红柿，不推荐吃苹果，因为空腹吃苹果胃会比较难受。可以吃一根或半根香蕉。

喝杯热牛奶也是不错的选择，既能缓解饥饿感，又能帮助睡眠，孕妈妈可以选择低脂类的牛奶或者孕妇奶粉。

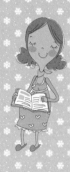

第8个月

保证营养，控制体重

　　孕第8个月，胎宝宝开始在肝脏和皮下储存糖原及脂肪。此时如果孕妈妈碳水化合物摄入不足，将造成蛋白质缺乏或酮症酸中毒，所以孕第8个月时应保证热量的供给，增加主食的摄入，如大米、面粉等。一般来说，孕妈妈每天平均需要进食400克左右的谷类食品，这对保证热量供给、保证蛋白质摄入有着重要意义。另外，除保证大米、面粉等主食之外，还要增加一些粗粮，比如小米、玉米、燕麦片等的摄入。

　　同时，饮食不可毫无节制，应该把体重的增加限制在每周220~450克。

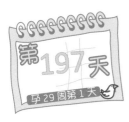

第 197 天

孕 29 周第 1 天

孕第 8 个月胎宝宝是什么样子?

孕第 8 个月,胎宝宝的身体迅速长大,身长已长到 40~44 厘米,体重增加至 1.4~2.1 千克,皮肤变得光滑并呈现淡红色,指甲已长至指尖;皮下脂肪日渐增多,皮肤的皱褶会逐渐减少,各个器官继续发育完善,肺和胃肠功能已接近成熟,已具备呼吸能力,能分泌消化液。

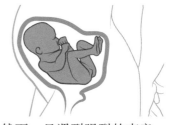

这时胎宝宝能够在妈妈的子宫内自由自在地回转,然而一旦遇到强烈的声音刺激和震动,胎宝宝就会有反应。

到这个月末时,胎宝宝看起来更像一个婴儿了。

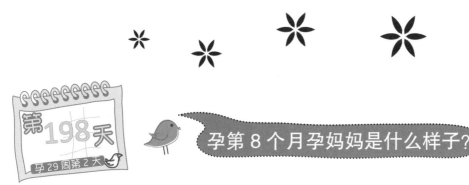

第 198 天

孕 29 周第 2 天

孕第 8 个月孕妈妈是什么样子?

孕第 8 个月时孕妈妈的肚子已经非常凸出了,乳晕、外阴的肤色进一步加深,子宫底已上升到横膈膜处。这时,心脏的负担明显加重,除腹部的妊娠纹已经相当明显外,有的孕妈妈还会出现皮肤黑斑或雀斑,多在颜面部位,如面颊、额头等处的皮肤。

此外,孕妈妈也会感到呼吸变得越来越困难,喘不上气来,吃下食物后也总是觉得胃里不舒服,同时还会感到很疲劳。因此要保证充足的睡眠,最好是每天中午有 1 个小时的午睡时间。但午睡要有个限度,以不超过 2 个小时为宜。

因身体上的变化,孕妈妈此时行动更加不方便,食欲因胃部不适也有所下降。阴道分泌物增多,排尿次数也增多了。由于子宫压迫骨盆底部,也容易便秘和长痔疮。所以这个时期需要多加注意饮食和卫生。

第 1 月
第 2 月
第 3 月
第 4 月
第 5 月
第 6 月
第 7 月
第 8 月
第 9 月
第 10 月

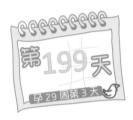

第199天

孕29周第3天

手脚冰凉怎么办？

进入孕第8个月的时候，由于孕妈妈可能供血不足，亦或是寒性体质，都会觉得手脚时常冰凉。

★ 夏天手脚冰凉

如果是在夏天，孕妈妈还是手脚冰凉，可能是因为寒性体质的缘故，建议多喝一点能补气血的汤，从内部调养一下。

推荐食谱

蜜红豆

原料：

红豆400克，蜂蜜适量。

做法：

①将红豆挑去其中的杂质，加水浸泡一晚至豆子涨开。

②倒去泡豆的水，将泡发的红豆放入锅中，加入适量清水。

③大火煮开后转中小火煮至豆子软烂后加蜂蜜即可。

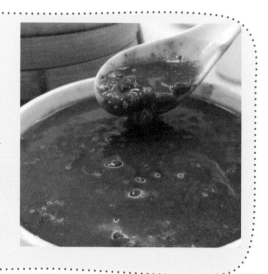

★ 冬天手脚冰凉

冬天孕妈妈出现手脚冰冷时，应该重视手脚的保暖，比如穿着较厚的棉袜或戴手套。平常在家的时候，不妨将手脚泡在热水或煮开的米酒水中。准备米酒水时，可加上姜或葱一起煮，煮开之后，先将手脚放在米酒水上，利用热气来达到保暖效果。等温度降到42℃左右，再将手脚放到米酒水中泡，一方面能保暖，一方面也可促进四肢末梢的血液循环。

第1月
第2月
第3月
第4月
第5月
第6月
第7月
第8月
第9月
第10月

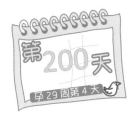

第200天

孕29周第4天

孕晚期胎宝宝为什么会打嗝?

　　有时候孕妈妈会感觉到肚子一跳一跳的，但又不同于胎动，这有可能是胎宝宝在肚子里打嗝哦!

　　打嗝一般表现为胎宝宝在腹中有规律地动，每2~3秒1次，持续的时间为2~5分钟，有时候会持续10~20分钟。孕妈妈用手摸跳动的地方，会感觉一弹一弹的，很有规律。

★ 胎宝宝为什么会打嗝

　　医学上称打嗝为"呃逆"。到孕晚期28周左右开始，胎宝宝会在孕妈妈的体内不断地吞食羊水，以锻炼肺部的呼吸功能，肺泡在羊水里不断地长大，就跟大人在吃东西一样。在胎宝宝的胸腔和腹腔之间，有一个厚厚肌肉，称为膈肌，将胸腔和腹腔分隔开。和身体其他器官一样，膈肌也有神经分布和血液供应。当引起打嗝的诱因刺激传导给大脑以后，大脑就会发出指令，使膈肌出现阵发性和痉挛性收缩，于是就出现打嗝。

　　孕妈妈可以在胎宝宝打嗝的时候轻轻抚摸肚子，过几分钟胎宝宝就会安静下来。

★ 孕妈妈可以通过胎宝宝打嗝的位置判断胎位

　　既然胎宝宝打嗝不是什么疾病问题，那孕妈妈就可以放下心来。其实根据胎宝宝打嗝的位置，孕妈妈还能判断宝宝的胎位。胎宝宝打嗝的位置在子宫下侧是头位，在子宫偏上侧是臀位，如果发现是臀位，可以咨询医生做一些调整，让胎宝宝变成头位，有利于分娩。

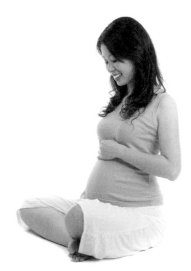

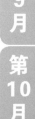

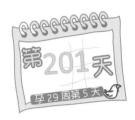

第201天
孕29周第5天

羊水过少怎么办？

羊水过少，是胎宝宝异常或母亲潜存疾病的重要表现。

★ 羊水过少的危害

子宫发生收缩时，宫内的压力直接作用于胎盘及胎宝宝，会影响胎盘和血液循环，导致胎宝宝供氧不足，甚至造成胎宝宝窒息死亡。羊水过少还会直接延缓产程，致胎宝宝大多"姗姗来迟"，还有导致胎宝宝先天不足的可能。

★ 羊水过少常见的原因

（1）孕妈妈方面：孕妈妈存在水分摄取不足、低容积血症、药物影响、妊娠早期破水、妊娠高血压综合征等状况。

（2）胎宝宝方面：胎宝宝生长迟缓、胎宝宝过期过熟、胎盘功能不足等。

★ 怎样应对

（1）当孕妈妈发现有早产破水的情况时，必须去医院检查是能够继续安胎，还是已被感染，严重时需及早生产。

（2）当发现有胎宝宝异常的情形时，必须确定是胎内治疗还是提早生产，或是足月生产再治疗。

（3）假如羊水过少又合并有胎宝宝生长迟缓，那就必须考虑提早生产，因为这已经意味着存在某种程度的危险，继续怀孕无法确保安全。

（4）长期羊水过少也会使胎宝宝受压迫，产生面部畸形或手脚姿势不正确，因此必要时还应该给予羊水灌注，增加羊水量。

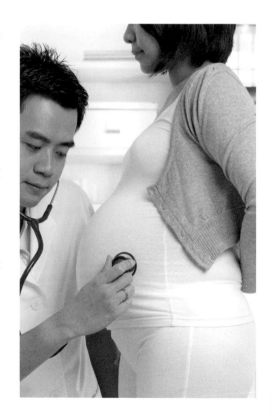

第202天

孕29周第6天

羊水过多怎么办?

羊水过多常常提示胎宝宝或孕妈妈存在病变,应查明原因,针对疾病进行治疗。

★ 羊水过多常见的原因

（1）胎宝宝畸形和染色体异常，如无脑儿、脊柱裂等先天畸形及染色体异常。

（2）孕妈妈怀有多胞胎。

（3）母子血型不合，胎宝宝发生溶血、贫血。

（4）孕妈妈有胎盘绒毛膜血管瘤。

（5）孕妈妈患有妊娠糖尿病。

★ 羊水过多怎么办

如果被诊断出羊水过多，应该做一个高清的B超检查，看胎宝宝是否存在畸形。同时，也要做羊水穿刺，看胎宝宝是否有遗传缺陷。

在剩下的孕期里，孕妈妈需要定期做胎心监护和B超检查，密切监控胎宝宝的生长发育情况。注意观察是否有早产的迹象。

由于羊水过多，分娩过程中破水时发生脐带脱垂或胎盘早剥的风险也会更高，因此需要马上进行剖宫产。

第203天

孕29周第7天

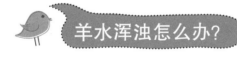

羊水浑浊怎么办?

临近待产期，在产检的时候，你可能会发现羊水浑浊的现象。

★ 羊水浑浊的危害

羊水浑浊可能造成胎宝宝缺氧，影响胎宝宝大脑发育，严重的可能会使胎宝宝窒息，因而要多注意胎宝宝的胎动情况。

★ 发现羊水浑浊怎么办

建议采取左侧卧位并吸氧，以增加胎盘的血液供应，增加胎宝宝的氧气供给。此外，要定期做好产前检查，听从医生的建议。

★ 羊水浑浊的原因

（1）如羊水被胎粪污染，B超下可见浓稠、致密的光点，就是所说的羊水浑浊。

（2）胎毛也会导致羊水浑浊。单纯的浑浊，一般不会在B超下显示胎宝宝有什么异常；如果B超检查显示重度羊水浑浊，这说明胎宝宝情况不好，需马上分娩。

（3）胎宝宝的胎脂漂浮于羊水中，导致浑浊，无任何危险。

第1月
第2月
第3月
第4月
第5月
第6月
第7月
第8月
第9月
第10月

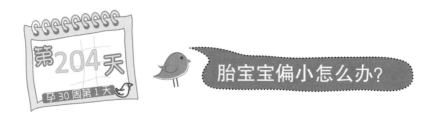

第204天
孕30周第1天

胎宝宝偏小怎么办?

胎宝宝出生体重小于 2.5 千克称为低出生体重儿。

低出生体重儿的健康状况较差。与一般正常儿相比,由于其神经发育、肾脏和肺的发育成熟都是在孕晚期完成的,所以,低出生体重儿易感染传染病,肾脏发育不良,从而导致低出生体重儿第一年的住院率为正常体重儿的 2 倍,围产期死亡率为正常儿的 30 倍。

★ 胎宝宝偏小的原因

胎宝宝偏小一部分是因为疾病的原因,要尽早排除。主要的原因是孕妈妈本身营养摄取不足,造成胎宝宝营养不良。另外,孕妈妈吸烟、饮酒等也可能造成胎宝宝偏小。

★ 胎宝宝偏小怎么办

(1)孕妈妈避免劳累,多卧床休息。

(2)注意孕期健康,怀孕期间避免有害的生活方式,如吸烟、喝酒等。

(3)全面补充营养,孕妈妈可以在医师或营养师的专业建议下,补充适当的营养。

(4)避免滥用药物、接触有毒物质。不要忽略产检的重要性,定期产检,才能掌握胎宝宝的生长状况,早发现早治疗,减少因为胎宝宝生长迟缓所带来的风险。

★ 如何预防胎宝宝偏小

为了防止胎宝宝偏小的现象发生,改善胎宝宝宫内生存环境和营养的摄入至关重要。

首先,应停止吸烟及饮酒;其次,应加强孕期营养,以缓解胎宝宝宫内发育迟缓。

一般人的膳食制度为一日三餐,为了保证孕妈妈的营养。孕中期以后,可在上午、下午两餐之间,加一次餐,同时要经常食用富含优质蛋白质的食品,如蛋类、奶制品、鱼肉等。经常食用动物内脏,以保证充足的维生素供给。多吃新鲜蔬菜水果,尤其富含钙、铁、锌的食物,有些偏远地区的孕妈妈还应注意碘的摄取,多吃海带及海产品。

孕中后期,孕妈妈每周体重增加低于 0.4 千克时,就需要特别注意膳食的调配和营养的摄入了。

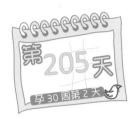

第205天

孕30周第2天

胎宝宝过大怎么办？

胎宝宝出生体重大于4千克者称为巨大儿。巨大儿的发生可能与遗传有关。巨大儿多见于高龄产妇，随着分娩次数的增加，所产胎宝宝的体重也会有所增加。胎宝宝过大该怎么办呢？

★ 胎宝宝过大的原因

（1）孕期营养过剩，孕妈妈蛋白质、脂肪、糖类摄取过多，胎宝宝发育过于迅速。

（2）妊娠期糖尿病，导致血液中的糖分通过脐带进入到胎宝宝体内，被胎宝宝消化吸收，转化成脂肪堆积。

（3）其他病理性巨大胎儿。

★ 胎宝宝过大的危害

胎宝宝过大，无论对母体还是对宝宝的将来，都有不利的影响。这是因为在分娩巨大的胎宝宝时，虽然产力、产道及胎位均正常，但由于胎宝宝过大及胎头变形差，胎头以及胎肩娩出困难，需行手术助产；如处理不当，产妇可发生子宫破裂，胎宝宝常因窘迫或手术损伤（如颅内出血）而死亡。产妇因盆底组织在分娩过程中过度伸张或撕裂，易造成子宫脱垂。

对胎宝宝来讲，出生体重过大，在成年后，发生肥胖的可能性较大。许多慢性疾病如高血压、糖尿病等的发生，均与肥胖有关。所以预防慢性疾病应从胎宝宝做起。

★ 胎宝宝过大怎么办

适当参加运动

孕妈妈应适度参加活动，不要整天待在家里坐着或躺着。

营养摄入均衡

孕晚期，是胎宝宝骨骼发育、皮下脂肪积贮、体重增加的阶段，孕妈妈除摄取适当的碳水化合物、蛋白质类食物外，还可适当增加脂肪性食物的摄入，但不宜过量。同时还需多食动物肝脏、骨头汤、海鲜等食物，从中摄入钙、铁、磷等矿物质。这样才能预防巨大儿的发生。

按时孕检

及时监测胎宝宝的体重和健康状况，以便发生健康问题时，医生可以及时采取措施。

30周以前发现胎宝宝过大，还是可以通过科学饮食和适当运动来调节的。我国传统认为宝宝大是好事，更健康，实际上并非如此。所以营养有些过剩的孕妈妈，从现在开始应多多注意了。

第1月
第2月
第3月
第4月
第5月
第6月
第7月
第8月
第9月
第10月

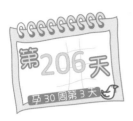

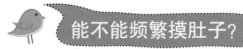

第206天
孕30周第3天

能不能频繁摸肚子？

　　抚摸肚子是不少孕妈妈向腹中宝宝表达爱意的方式，也是如今较为常见的胎教方式。不过妇产科专家提醒，太频繁地摸肚子其实是有害的。

★ 频繁摸肚子的坏处

（1）频繁摸肚子易引起子宫收缩，可能导致胎宝宝早产。

（2）不恰当的抚摸手法可造成脐带绕颈。

（3）不恰当的抚摸手法还可造成胎位不正。

★ 抚摸肚子的正确方法

来回抚摸法

　　孕妈妈在腹部完全松弛的情况下，用手从上至下、从左至右，来回抚摸。抚摸时动作宜轻，时间不宜过长，每次2~5分钟为宜。

触压拍打法

　　孕妈妈平卧，放松腹部，先用手在腹部从上至下、从左至右来回抚摸，并用手指轻轻按下肚子再抬起；然后轻轻地做一些按压和拍打的动作，给宝宝以触觉的刺激。

　　开始时每次5分钟，等胎宝宝做出反应后，每次操作5~10分钟。在按压拍打胎宝宝时，动作一定要轻柔。孕妈妈还应随时注意胎宝宝的反应，如果感觉到胎宝宝用力挣扎或蹬腿，表明他不喜欢，应立即停止。

推动散步法

　　孕妈妈平躺在床上，全身放松，轻轻地来回抚摸、按压、拍打腹部，同时也可用手轻轻地推动腹部，让胎宝宝在宫内散散步。

　　每次5~10分钟，动作要轻柔自然，用力均匀适当，切忌粗暴。

　　如果胎宝宝用力来回扭动身体，孕妈妈应立即停止推动，可用手轻轻抚摸腹部，宝宝就会慢慢地平静下来。

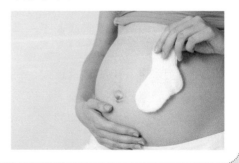

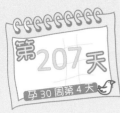

春天孕妈妈需要注意哪些？

春天是万物生长的季节，在这个季节，孕妈妈应该注意哪些问题呢？

★ 春季饮食

春季饮食可以调养阳气为主，以此来保持身体健康。总的来说，还是要保证优质蛋白质和充足维生素的摄入，适量摄入一些豆类、花生等高热量的食物。

春季吃饭时，可以喝点食醋，菜肴中宜拌些蒜泥或姜汁，这样能有效杀菌；饭后用盐水漱口，也有利于预防口腔疾病的发生。

★ 春季生活

注意保暖

春季天气经常乍暖还寒，因此孕妈妈要特别注意保暖。

稳定情绪

春季气候多变，容易干扰人体的生理功能。如自身适应能力差，可出现机体内外失衡，导致心情低落的状况。因此春季调节情绪很重要。

★ 春季外出

春季提倡孕妈妈出家门多走动，多晒太阳，呼吸新鲜空气。适当的日光浴有利于钙、磷的吸收及胎宝宝骨骼的生长，但因此时是流感、哮喘及其他传染病的高发季节，应尽量避免出入人多的场合。另外，有些对花粉过敏的孕妈妈也要避开花园或农田，以免花粉过敏引发哮喘或其他病症。

★ 春季警惕病毒感染

风疹病毒

主要经呼吸道传播，可引起先天性心脏病、白内障、耳聋等先天畸形，孕妈妈不能接种风疹疫苗，疫苗中的病毒同样会伤害到胎宝宝。所以孕妈妈应避免接触风疹患者，如有接触史，应尽快到医院检查以早期诊断。

各种肝炎病毒

春季是肝炎的多发季节。肝炎病毒主要由血液传播，部分由消化道传播。预防肝炎需要做好个人卫生，饭前便后勤洗手，避免不洁饮食，消灭传播媒介，如灭蝇灭蟑等。

第1月
第2月
第3月
第4月
第5月
第6月
第7月
第8月
第9月
第10月

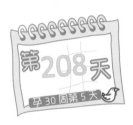

第208天

孕 30 周第 5 天

夏天孕妈妈需要注意哪些?

炎炎夏日对于孕妈妈来说无疑是一大挑战。如何合理安排饮食、怎样避免皮肤问题、如何预防夏日的高发疾病等问题接踵而来,孕妈妈又该怎么做呢?

★ 居家

心情调节

夏季容易给人透不过气的感觉,孕妈妈在日常生活中要心平气和,切不可烦躁激动。

生活规律

孕妈妈的生活要有一定的规律,做到早睡早起。可适当做一些力所能及的家务劳动、体育活动,这有利于提高自身体温调节功能,增强对热的耐受力。午饭后,应适当午睡。

讲究卫生

夏天应经常洗澡,以保持皮肤清洁,预防痱子、毛囊炎等皮肤问题。孕妈妈出汗多时,要勤换勤洗衣衫,经常清洗外阴,勤换内裤,以预防外阴疖肿、毛囊炎、阴道炎的发生。

居室通风

早上或傍晚的时候最好开窗、开门通风,中午炎热时则可以开空调或电扇,尽可能把室温降至26℃左右,避免中暑。

★ 外出

夏季出门很容易晒伤皮肤和中暑,因此出门前一定要做好准备。夏季每天上午 10 点至下午 3 点是阳光最强烈的时间段,这段时间不宜出门。如果出门要做好防护工作,一定要准备充足的饮用水。

★ 饮食

夏天孕妈妈的消化功能相对较差,因此饮食应有规律,定时定量。吃的食物应以温软、平和、易于消化、清淡、富有营养为宜,少吃厚腻辛辣之物。

★ 饮水

夏天时,要养成经常喝水的好习惯,每天喝 2~3 升水。因为夏天出汗多,孕妈妈代谢旺盛,所需水分较多,因此不要等到口渴时再喝水。

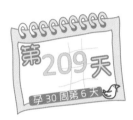

秋天孕妈妈需要注意哪些？

秋天来了，孕妈妈再也不用忍受火辣辣的夏天了。但凉爽的秋季，也是某些疾病的高发期，特别对于孕妈妈，秋季更应该做好保护工作。秋季，孕妈妈都应该做好哪些注意事项呢？

★ 预防感冒

秋天天气干燥，气温变化大，易引发感冒，而孕妈妈们自身免疫力下降，患病的几率就更大一些。因此，在秋季孕妈妈应注意保暖，避免受凉，尽量少到人多嘈杂的地方去，居所要经常开窗通风。适当做一些户外活动，如散散步，呼吸新鲜空气。

★ 防止皮肤干燥

由于秋天温差大，忽冷忽热的天气使皮肤抵抗力下降，易引发细菌感染，因此秋季护肤首先要着重洁肤。应选用清洁效果好、弱酸性的防晒洗面奶。可适当在洗脸、沐浴中加入少量食醋，以增加清洁效果。

★ 营养均衡

孕期的合理营养及均衡膳食对于胎宝宝的发育有重要作用。孕妈妈营养摄入的一个重要原则就是每种营养素的供给要充足，既不能少，也不能过多，而且各种营养素之间的搭配比例要适宜，保持一定的平衡。通常人体所需的营养素包括蛋白质、脂肪、碳水化合物、维生素、矿物质。

新鲜蔬菜、水果中都含有大量维生素和矿物质，秋天蔬菜、水果的品种多，质量好，孕妈妈应每天保证有500 克左右的绿叶蔬菜以及适量水果的摄入。

第1月
第2月
第3月
第4月
第5月
第6月
第7月
第8月
第9月
第10月

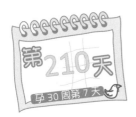

第210天

孕30周第7天

冬天孕妈妈需要注意哪些？

冬季寒冷而干燥，让人很不适应，孕妈妈体质较弱，过冬更要注意孕期保暖。那么，孕妈妈在冬天应注意什么呢？

★ **注意房间通风**

注意经常通风，保持空气清新。孕妈妈吸入过多污浊的空气，会影响胎宝宝的健康。

★ **适当锻炼**

进行锻炼不仅可以增强体质，还可以增加肌肉力量，有利于顺利分娩。但冬天室外较冷，容易感冒，而且路较滑易致摔倒，所以最好的选择是在室内做一些孕妈妈体操。

★ **注意适当保暖**

冬季最好减少外出，外出时应注意多穿衣服，防止因寒冷刺激影响胎宝宝的生长发育。

★ **要适当晒太阳**

孕妈妈适当地晒太阳有益于钙的吸收和利用。但冬天有太阳的时间比较少，孕妈妈应该充分利用。

★ **注意预防感冒**

冬季也是各种病毒感染性疾病流行与高发的季节，由于孕妈妈的身体情况特殊，抗病能力低下，有一定的易感性，患病毒性感冒时有可能造成胎宝宝畸形。

★ **少去公共场所**

冬季气温低，温差变化大，孕妈妈呼吸道抵抗力降低，容易患病毒性感染疾病。因此，孕妈妈尽量不要去商场、影剧院等人流较多的公共场所。

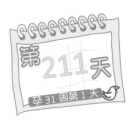

孕晚期能不能久卧？

孕妈妈在怀孕期尤其孕中晚期，卧床静养过多，对身体、精神等方方面面都有一定的不利影响，其中最主要的就是滞产。

很多孕妈妈在怀孕后，便受到家中的特殊待遇，除了增加营养补充之外，还停止了一切家务劳动，甚至长期请假不工作，更不用说适当的活动了。孕妈妈长期缺乏活动和锻炼，使身体的肌肉，尤其那些与分娩有关的腰、腹及盆腔的肌肉变得松弛无力；如果再加上孕期营养过剩，使胎宝宝在子宫内生长过大，就会增加分娩困难。

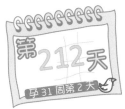

孕晚期怎样散步更健康？

散步是一种很好的锻炼方式，但是对于孕妈妈来说，散步还有助于顺利分娩。那么如何散步更健康呢？

★ 为何孕晚期应坚持散步

（1）减轻下肢水肿，增加食欲，缓解便秘。

（2）增加耐力，耐力对分娩是很有帮助的。

★ 健康的散步法

放松式散步法

这是一种以放松的步速达到减压目的的散步方法，即以放松短小的步伐向前迈，手臂自然放在身体两侧。

间隔式散步法

这是一种中速，但步伐较小、较快的散步方法。首先进行 10 分钟的放松热身散步；然后以中速慢走 1 分钟，最后快速走 2 分钟。行走的过程中要保持头部朝上，肩膀放平，手肘弯曲放在身体两侧。两臂在行走的过程中应该摆动起来帮助身体保持平衡。重复这种散步方法 6 次，最后放松慢走 5 分钟。

交叉训练散步法

这是一种强度较大的配合力量训练和强化肌肉的散步方法。先用中速行走 10 分钟，然后快速走 2 分钟再停下来，进行以上的运动 4 次，最后再进行 10 分钟的放松慢走。

第1月
第2月
第3月
第4月
第5月
第6月
第7月
第8月
第9月
第10月

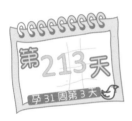

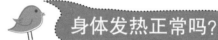

身体发热正常吗？

整个孕期，孕妈妈都可能会感觉到身体发热，因为孕妈妈的基础体温较平常人要高 0.5℃ 左右。孕晚期身体不便的时候，这种燥热会让孕妈妈感到十分不适，甚至影响心情。

★ 减少燥热感的方法

（1）不要在装满热水的浴盆中洗澡，因为这样很可能会升高孕妈妈的体温。保持凉爽才是最重要的。

（2）休息时，孕妈妈的姿势以左侧卧位为最佳，这样既可以改善子宫的血液供应；又能减轻子宫对动脉、静脉的压迫，有利于减轻下肢水肿，对减轻孕期燥热感有良好的作用。

（3）尽量不要在烈日下出行，以免中暑。平时尽量步行，但要适度，不能走得太远、太累。

（4）为了适应分娩时的需要，减轻燥热感，孕妈妈在整个孕期内最好进行一些孕妈妈体操和盆底肌锻炼。但应避免关节过度屈曲或伸张，避免跳跃、旋转或迅速改变方向的活动，以免对胎宝宝产生不利影响。

（5）吃一些可清热润燥的食物，比如百合、糖分较低的水果、绿叶蔬菜等等。

（6）保持心情愉悦，情绪放松下来后，燥热难耐的感觉自然就消失了。

食谱推荐

西芹百合炒腰果

原料：

西芹 100 克，鲜百合 50 克，腰果 20 克，盐、食用油各适量。

做法：

①西芹洗净切段；鲜百合洗净分小瓣备用。

②锅内加少许油烧热，放入西芹、百合翻炒 3~5 分钟，加入腰果继续翻炒 3~5 分钟，加盐调味即可。

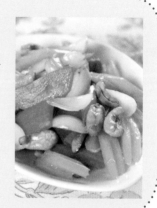

第1月

第2月

第3月

第4月

第5月

第6月

第7月

第8月

第9月

第10月

第214天

孕31周第4天

肚子上长丘疹了怎么办？

一般情况下，孕妈妈丘疹是由蚊虫叮咬引起的，或者是对某些食物，特别是蛋白质过敏而引起的。丘疹发生的部位主要在表皮或真皮上部，可以分为炎症性丘疹和非炎症性丘疹，多为红色，为半球形小疙瘩。那么孕妈妈得了丘疹，该怎么办呢？

其实这是孕晚期常见的孕期丘疹，不用过于担心，等宝宝出生后就会慢慢消失的。但如果孕妈妈很在意，也可以按照下面的方法，来缓解一下孕期丘疹的症状。

孕妈妈可以外涂炉甘石洗剂来止痒，没有副作用，每天睡前和洗澡后搽拭患处。2~3周就会痊愈的。

烹调方式上，尽量选择蒸、煮，少吃煎、炸、炒的食物，少用一些辛辣的调料，以免引起上火，加重症状。

一定要放松心情，不要太在意丘疹而造成情绪紧张。多洗澡，水温不要太高，以免刺激皮肤，一般患过1次后，身体就会产生相应抗体，下次就不容易发生了，所以心情要愉快一点。

衣物要宽松、透气、透汗。

饮食以清淡为主，除了多吃蔬菜、水果以外，可以补充一些优质的禽肉、畜肉类食物。暂时不要吃鱼、虾、蟹等可能引发过敏的食物。

慎吃牛奶和鸡蛋，一些孕妈妈对牛奶和鸡蛋中的蛋白质过敏，如果吃了发现症状加重，则不宜再吃。如果没什么不适症状则可以放心吃。

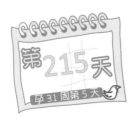

第 **215** 天

孕 31 周第 5 天

孕期能练瑜珈吗？

孕晚期子宫进入稳定期，孕妈妈通过练习平缓的瑜伽可以使身体各个部位的肌肉和关节变得柔韧，还可以改善血液循环、消除水肿。

★ **缓解腰痛、腹痛的运动**

放松平躺，双脚伸开与骨盆同宽，屈膝。将毛巾搭在一侧脚上，慢慢呼气，展开膝盖尽量朝胸部靠近。反复 5~10 次后，换另一边。好处是可辅助排出体内废气，帮助腹部放松，缓解腰痛、腹痛。

★ **促进血液循环的运动**

平躺，四肢上举，弯臂屈膝，手尖脚尖放轻松，配合呼吸一起向上甩动。甩的时候注意不要过于用力，然后将手脚归于原位，放松。好处是消除因血液循环不畅引起的水肿，增强腰背肌肉力量。

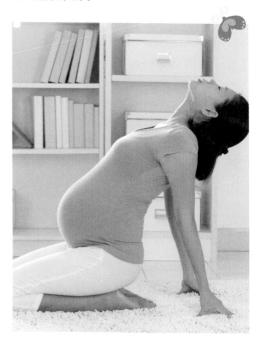

★ **增强柔韧度的运动**

平躺，双臂向两侧张开与肩齐平，双脚整齐并拢，呼气；边吸气边将右腿向上垂直抬起，慢慢呼气，右腿向左侧尽量伸展；再次吸气，右腿回到原位放下。反方向以相同方法进行。好处是可加强脊柱的柔韧性，缓解腹部、腰部及胸部的紧张感。

★ **休息的姿势**

身体侧躺，将一条腿平稳地放在不太高的椅子上，头枕着靠垫或枕头保持舒服的姿势，做 10 次腹式深呼吸，姿势放松。交换双腿，保持休息姿势。好处是利用椅子，将下肢抬起放在高处，可改善全身血液循环，这也是缓解腰痛的一个很好的休息动作。

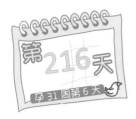

第216天

孕31周第6天

第1月
第2月
第3月
第4月
第5月
第6月
第7月
第8月
第9月
第10月

心慌气短怎么办?

怀孕第8个月以后的孕妈妈,常常有这样一种感觉:平时不觉得怎么累的动作,这时做了就会扑通扑通地心跳,喘气呼呼,即所谓的心慌气短。这是为什么呢?

★ 孕晚期心慌气短的常见原因

心脏的工作量变大

怀孕晚期,孕妈妈全身的血容量比未孕时增加40%~50%,心率每分钟增加10~15次,心脏的排出量增加了25%~30%,也就是说心脏的工作量比未孕时明显加大。

子宫增大,加重心脏负担

怀孕晚期,由于子宫体增大,使膈肌上升推挤心脏向左上方移位;再加上孕妈妈体重增加,新陈代谢旺盛,更加重了心脏负担,机体必须增加心率及心搏量来完成超额的工作。通过加深、加快呼吸来增加肺的通气量,以获取更多的氧气和排出更多的二氧化碳。

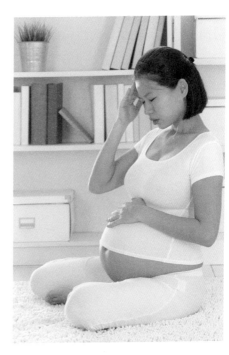

★ 如何缓解孕晚期心慌气短

一旦发生心慌气短,不必惊慌,休息一会儿即可缓解,也可侧卧静睡一会儿,注意不要仰卧,以防发生仰卧位低血压综合征。

若是怀孕前无心脏病病史,在怀孕最后3个月发生心慌气短,休息后不能缓解,则应考虑围产期心肌病的可能。围产期心肌病的心慌气短主要发生于夜间,孕妈妈半夜常因胸闷不能入眠而坐起呼吸,或者经常感到胸痛而与用力无关。若出现上述情况,应及时就医。

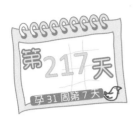

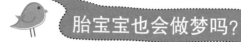

胎宝宝也会做梦吗？

8个月大的胎宝宝睡觉时身体停止活动，眼珠迅速转动，这说明胎宝宝也在做梦。

宝宝做梦，说明他在睡眠过程中大脑并不是完全休息的，也有一部分在继续活动，这种大脑皮质兴奋和抑制的交替活动，促进了大脑的发育。

宝宝的做梦也再次说明，孕妈妈在怀孕过程中能把她所想、所闻、所梦见到的一些事情，变成思维信息，通过一定的途径不知不觉地传给胎宝宝，对胎宝宝进行影响和教育，这是有一定科学道理的。这种教育和影响对于胎宝宝的成长也是很有必要的。

胎宝宝做梦的能力是大脑皮质逐步发育完善的必然结果，大脑的兴奋和抑制始终在交替活动中，只是我们还无法了解胎宝宝做梦的内容罢了。

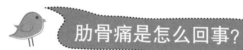

肋骨痛是怎么回事？

在孕晚期，尤其是在第8个月以后，孕妈妈时常感觉肋骨疼痛，有时候还很难忍受，还有的时候哪怕是打一个喷嚏的力度，都会让人痛得掉眼泪。这是怎么回事呢？

★ 孕晚期肋骨痛的原因

当出现这种情况的时候，孕妈妈不要慌张，这是因为胎宝宝增大后，身体的某个部位压迫着肋骨，才出现的疼痛。

在怀孕最后几个月里，宝宝会离开他拥挤的小空间，并把他的脚放进母亲的肋骨中间寻求温暖。这都说明宝宝发育得很好哦！

★ 怎样缓解肋骨疼痛

如果实在痛得受不了，孕妈妈可以改变一下姿势，当你改变姿势的时候，胎宝宝也有可能会改变他的姿势。把一只手臂举过头顶，同时深呼吸，然后呼气并放下手臂，每侧各重复几次，这样可缓解肋骨疼痛。

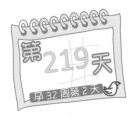

第219天
孕32周第2天

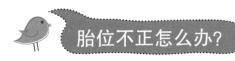

什么是胎位?

在8个月之前，胎宝宝一直可以在羊水中自由地活动，到了32周以后，因为胎宝宝越来越大，羊水越来越少，给胎宝宝的活动空间也越来越小，渐渐的，胎宝宝就会以一个相对固定的姿势呆在子宫里了，这就是胎位。

正常的胎位是头下脚上的倒立式，称为头位，不正常的胎位多为头上脚下，称为臀位，另外，极少的会出现胎宝宝横在子宫里，称为横位。从32周开始，孕检就可以及早发现胎宝宝的胎位是否正常了，但是这时候胎宝宝还是能自我调节位置的。

一般医生会建议在36周做胎位彩超，如果发现胎位不正，就可以采取一些相应的措施来纠正。

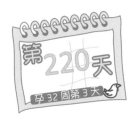

第220天
孕32周第3天

胎位不正怎么办?

到了孕晚期，孕妈妈比较关心胎位的情况，因为胎位正常与否将直接影响到胎宝宝能否顺利分娩，如果胎位不正，有可能导致顺产困难。

★ **引起胎位不正的原因**

早产、胎宝宝畸形、羊水不正常、胎宝宝生长过慢、脐带过短、子宫畸形、胎盘不正常、骨盆狭窄、多胞胎等均有可能导致胎位不正。

★ **矫正的方式**

（1）把胸部、双膝和小腿都贴于床上，小腿与大腿呈直角分开，以胸部和膝部力量支持全身，类似跪趴着。初练习5分钟，逐步加长至10~15分钟，每天早晚各做1次，做完之后，静静地侧躺着在床上休息。此方法最好在孕28周前做。

（2）用手在腹壁上摸到胎宝宝的头后，把胎宝宝的头慢慢转到骨盆腔里，再把臀部推上去。这种做法必须由产科医生亲自操做。

（3）不要久卧，适当进行一些诸如散步、转腰等轻柔活动。整天愁闷、情绪不好也会影响胎位的纠正。饮食方面，不要吃寒凉以及会引起胀气的食物，最好每天定时排便。

第1月
第2月
第3月
第4月
第5月
第6月
第7月
第8月
第9月
第10月

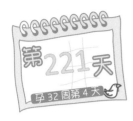

第**221**天

孕 32 周第 4 天

为什么容易患坐骨神经痛？

孕晚期了，有些孕妈妈可能站起来、睡觉翻身时大腿根痛，有时候还感觉大腿内侧酸痛，甚至阴部也会有痛感，这可能是因为患上了坐骨神经痛。

★ **为什么孕期容易患坐骨神经痛**

怀孕期间发生坐骨神经痛是腰椎间盘突出引起的。因为怀孕后内分泌激素的改变使关节韧带松弛，这是为胎宝宝娩出做准备，但腰部关节韧带、筋膜松弛，稳定性也减弱。另外，怀孕时体重增加，加重了腰椎的负担，在这些因素基础上，若有腰肌劳累和扭伤，就很有可能发生腰椎间盘突出，突出的腰椎间盘往往压迫坐骨神经起始部，引起水肿、充血等病理改变，引发相应症状。

★ **坐骨神经痛的缓解方法**

（1）当疼痛发生时，尝试做局部热敷，用热毛巾、纱布和热水袋都可以，热敷半个小时，可减轻疼痛感觉；也可以每天在盛有温水的浴盆中浸泡，疼痛也可慢慢缓解。

（2）搬挪物品时，孕妈妈最好不要弯腰，而是采用下蹲的姿势。注意不要坐或站立太久，工作约 1 个小时就要休息 10 分钟，起来活动活动或轻轻伸展四肢。在坐的时候可以将椅子调到舒服的高度，并在腰部、背部或颈后放置舒服的靠垫，以减轻腰酸背痛的不适。

（3）采用舒服的睡姿，可将枕头垫在两腿间或肚子下面。每星期练习几次瑜伽也是减轻疼痛的好方法。

（4）若是症状严重时，则需要请医生进行治疗。

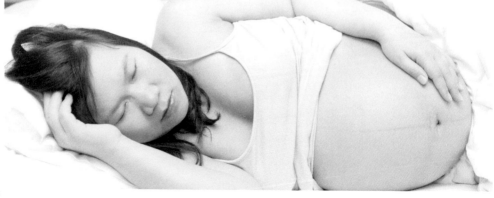

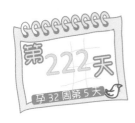

第222天

孕32周第5天

准爸爸该做些什么？

到了孕晚期，孕妈妈行动更加不便，再加上胎宝宝不一定哪一天就会出生，孕妈妈更容易产生焦虑等负面情绪。这时准爸爸要更加细心地照顾好孕妈妈。

★ 交流

多与孕妈妈交流，增强孕妈妈的分娩信心与分娩安全感。与孕妈妈一起练习分娩的相关动作，适当给孕妈妈做一下按摩。只需轻轻揉揉就会让孕妈妈感到很舒服。

★ 穿衣系鞋带

有些孕妇装，特别是孕妇裙都是在背后有个拉链。行动越来越"笨"的孕妈妈想要自己拉好拉链还是挺吃力的，系鞋带也同样有难度。准爸爸这时如果能主动上前帮助孕妈妈，一定会让她心情大好。

★ 散步

与孕妈妈一起出去散步，一起准备小宝宝的生活用品。为宝宝布置好清洁、卫生、舒适的房间，不要让孕妈妈劳累，可以拿着给宝宝新买的玩具来逗孕妈妈开心。

★ 洗脚、剪脚趾甲

孕妈妈的肚子会大到看不见自己的脚，这就会使一些需要弯腰去做的事变得难以实施了，比如洗脚和剪脚趾甲。每天准备好一盆热水，给孕妈妈舒舒服服地泡个脚，再帮她擦干，定期帮她修剪脚趾甲，既解决了孕妈妈面临的难题，又能让孕妈妈倍感欣慰，何乐而不为呢？

★ 翻身

对于孕晚期的孕妈妈来说，翻身可不是件容易的事。这一时期的准爸爸就要牺牲一点自己的睡眠时间了，警醒一些，多留意身边的孕妈妈，适时帮她翻个身，这也是表达爱和关怀的一种方式。

第1月
第2月
第3月
第4月
第5月
第6月
第7月
第8月
第9月
第10月

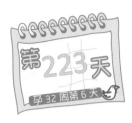

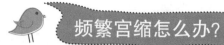

频繁宫缩怎么办?

孕期女性的身体会有各种不适，一些孕妈妈会感觉到宫缩的现象，尤其是孕晚期宫缩会更加明显。孕晚期宫缩是怎么回事呢？

★ 为什么会出现宫缩

内在原因

由一些疾病以及饮食不规律引起的。

外在原因

①因为提搬重物时，孕妈妈的腰及下腹部都需要用力，这会引起腹部的压迫，刺激子宫收缩。②一些孕妈妈身处忙碌而紧张的工作环境，过于紧张、疲劳，也会导致频繁缩宫。

★ 宫缩频繁要注意什么

（1）不要走太多的路程和搬重物。

（2）疲倦时躺下休息，保持安静。

（3）不要积存压力。精神疲劳和身体疲劳一样会导致各种问题的发生，最好做到身心放松。

（4）防止着凉。空调调得过低使下肢和腰部过于寒冷，也容易引起宫缩。可以穿上袜子，盖上毯子保暖。

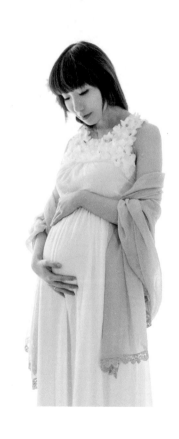

第**224**天

孕 32 周第 7 天

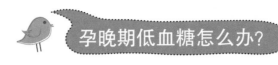
孕晚期低血糖怎么办?

怀孕期间如果出现低血糖，会大量消耗孕妈妈的能量，不仅损伤孕妈妈的身体，也会影响胎宝宝的成长发育。那么孕妈妈应该如何预防孕晚期低血糖的发生呢?

★ 低血糖时忌吃什么

（1）低血糖孕妈妈应限制单糖类食物的摄入量，少吃一些精制品或加工品。

（2）戒烟禁酒。酒精、咖啡因、烟都将严重影响血糖的稳定，同时避免二手烟给孕妈妈带来的伤害。

★ 低血糖饮食

规律早餐

早餐可多吃些牛奶、鸡蛋、肉粥、蛋糕、糖水和面条等高蛋白和高碳水化合物的食物。

携带零食

可以随身携带一些小零食、水果等方便食品，以便一旦出现上述低血糖症状时立即进食，使头晕等低血糖症状得以及时缓解。

吃苏打饼干

孕吐反应过于严重者，可以吃一点苏打饼干补充能量。

食用高纤维食物

高纤饮食有助于稳定血糖浓度。当血糖下降时，可将高纤维与高蛋白质食品合用，以迅速提升血糖浓度。

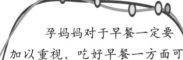

孕妈妈对于早餐一定要加以重视，吃好早餐一方面可以防止孕期低血糖，另一方面可以保持营养的均衡摄入。同时孕妈妈应该定期去医院进行产检，对自己的血糖进行监测，了解自己的身体状况，根据医生的建议对自己的生活加以调整。注意多休息，保证营养均衡。

第1月
第2月
第3月
第4月
第5月
第6月
第7月
第8月
第9月
第10月

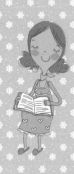

第9个月

快和胎宝宝见面了

怀孕第 9 个月了，随着腹部的胀大，孕妈妈会出现心慌气喘、胃部胀满等症状，因此进食不宜太多，要保持少食多餐。多晒晒太阳，可以促进胎宝宝大脑的发育和骨骼的生长。

随着预产期的临近，准爸爸往往会出现紧张焦虑、心烦意乱的情况，这是因为准爸爸多半没有经历过这件事情，不知道会发生什么。要消除这种情绪，多学习相关知识、多了解可能发生的状况是最好的办法。另外，一定不能让孕妈妈感受到准爸爸的这种情绪，这会对孕妈妈的情绪造成很大影响，要把信心和平静的心态传递给孕妈妈，让孕妈妈带着自信与愉悦的心情面对分娩。

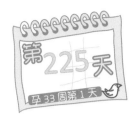

第 225 天
孕 33 周第 1 天

孕第 9 个月胎宝宝是什么样子?

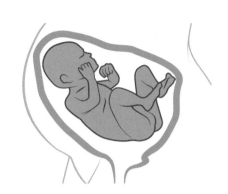

孕第 9 个月胎宝宝身长为 45~48 厘米，体重增加了 1 千克左右，大约 2.5 千克了。

男宝宝的睾丸下降至阴囊中；女宝宝大阴唇隆起，左右紧贴在一起。也就是生殖器几乎已齐备。

到这时，胎宝宝肺和胃肠功能也都很发达，已具备呼吸能力。胎宝宝喝进羊水，能分泌少量的消化液，尿也排在羊水中。因此，胎宝宝若在这时候娩出，有在暖箱中生长的能力。

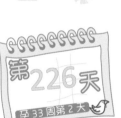

第 226 天
孕 33 周第 2 天

孕第 9 个月孕妈妈是什么样子?

孕第 9 个月妈妈的腹部已经大到接近临界点了，子宫底的高度上升到肚脐上面，心脏的负担加重，血压也会偏高，心跳加速，新陈代谢也会加快，耗氧量加大。

而且此时身体明显笨重多了，动作行为变得迟缓，由于孕妈妈的腹部更加突出，导致身体的重心转移到了腹部的下方，所以身体一稍微失衡，就会使孕妈妈感觉到腰酸背痛。

所以孕妈妈只要稍微活动一下就会觉得很累、很疲惫，因此这个时期的孕妈妈应多注意休息，不宜太过劳累。

第 1 月
第 2 月
第 3 月
第 4 月
第 5 月
第 6 月
第 7 月
第 8 月
第 9 月
第 10 月

孕第 9 个月饮食上要注意什么?

孕第 9 个月了，孕妈妈们要注意保持心情愉畅之余，在饮食上也要做好相应的调整。

★ 饮食多样化

在孕第 9 个月孕妈妈应适当控制蛋白质、脂肪的摄入量，以免胎宝宝生长过快给分娩带来一定困难。孕妈妈的食物以少量、多样化为宜。

★ 有针对性地增加营养

进入孕第 9 个月，孕妈妈的身体状况、营养需求都出现了较大变化，所以一定要根据孕晚期的特点和自己的情况安排饮食。可保护心血管和健脑的食物仍然要多吃。

★ 多吃蔬果防止便秘

要吃含有丰富维生素、无机盐和膳食纤维的食物，如菠菜、白菜等。多吃蔬菜水果，有助于预防便秘。

★ 饮食宜荤素搭配

到了孕 9 月，有些孕妈妈已经发现自己的体重增长过快，于是就拒绝吃荤菜。实际上，这种控制体重的方法并不科学，对胎宝宝的生长发育也是不利的。因此，饮食应荤素搭配。

孕晚期怎样补钙?

进入孕晚期后，胎宝宝骨骼的钙化速度会骤然加快，这时候胎宝宝需要大量钙质，才能保证骨骼的正常钙化。

孕晚期缺钙的主要表现，包括腰背酸痛、四肢麻木、肌肉痉挛等，如果症状严重，补钙量就要适当增加。当然，没有上述缺钙症状也不意味着不缺钙，最好学会计算膳食中钙的摄入量，合理地进行补充，也一定要注意适量，不能过量补充。

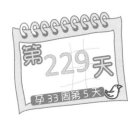

为什么会出现难产?

越是到了孕晚期,相信有些孕妈妈越是多了一份担心,其中难产大概是孕妈妈最为担心的了。那么孕妈妈知不知道,为什么会出现难产呢?

产力

显而易见,产力不足就不容易把胎宝宝和胎盘等自子宫内"逼出",就有可能造成难产。

心理问题

如果孕妈妈对分娩过程过度恐惧,不能很好地配合医生,也会造成难产。

胎宝宝情况

如果胎位不正常,如臀位、横位,或是发育得过大,以及有连体胎宝宝、畸形儿等可能,这些情况都会影响正常的分娩过程,导致难产的发生。

产道

产道是指胎宝宝分娩时的通道,包括骨盆、软产道,如果两者中有任何一种异常,都会造成难产。

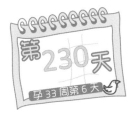

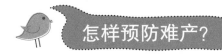

怎样预防难产?

★ **增加营养,控制体重**

孕妈妈确实要进补,但增加营养要适度,营养补充不要过剩,以免胎宝宝长得相对过大,从而增加难产的可能性。

★ **多做运动**

孕妈妈在孕期一定要适当运动和做家务,促进血液循环,增强会阴与阴道肌肉弹性和张力,使分娩顺利。

★ **定期做检查**

孕晚期应加强产前检查,尤其是要测量好骨盆形态、径线及胎宝宝大小,以判断胎宝宝能否顺利娩出,然后根据医生的专业意见,选择适当的分娩方式。

★ **听从医生指导**

孕妈妈一定要听从医生的指导,分娩最好到医院进行。

第1月
第2月
第3月
第4月
第5月
第6月
第7月
第8月
第9月
第10月

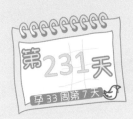

第231天

孕33周第7天

哪些食物有利于产后通乳？

产后哺乳是孕妈妈较为重要的事情，为了乳汁充足、质量更佳，不妨吃一点通乳的食物。

★ **莲藕**：莲藕中含有大量的淀粉、维生素和矿物质，营养丰富。多吃莲藕，能增进食欲，帮助消化，促使乳汁分泌，有助于对新生宝宝的喂养。

★ **莴笋**：莴笋含有多种营养成分，有清热、利尿、活血、通乳的作用，尤其适合产后少尿及无乳的产妇食用。

★ **海带**：海带中含碘较多，多吃这种蔬菜，可增加乳汁的分泌。

★ **豌豆**：豌豆含磷十分丰富，有利小便、通乳的功效。

★ **金针菜**：金针菜含有大量的维生素 B_1、维生素 B_2 与蛋白质，营养十分丰富，有促进乳汁分泌的作用。用金针菜炖瘦猪肉食用，效果更佳。

★ **丝瓜**：将丝瓜络放在高汤内炖煮，可以起到通调乳房气血、催乳和开胃化痰的功效。

推荐食谱

莴笋猪肉粥

原料：

莴笋30克，猪肉150克，粳米50克，盐、香油各适量。

做法：

①将莴笋削皮，用清水洗净，切成细丝；粳米淘洗干净；猪肉洗净，切成末，放入碗内，加少许盐腌渍10~15分钟，待用。

②锅置火上，加适量清水，放入粳米煮沸，加入莴笋丝、猪肉末，改小火煮至米烂汁黏时，放入盐、香油，搅匀，稍煮片刻即可。

猪蹄炖丝瓜豆腐

原料：

豆腐、丝瓜各200克，香菇50克，猪蹄1个，盐、姜丝、葱段各适量。

做法：

①将猪蹄洗净，斩成小块；豆腐放入盐水中浸泡10分钟，洗净后切小块；丝瓜去皮，洗净，切薄片；香菇切去老蒂头，清水浸软后洗净。

②将猪蹄置于锅中，加水约2500毫升，于火上煮，煮至肉烂时，放入香菇、豆腐块及丝瓜片，并加入盐、姜丝、葱段，再煮几分钟后即可。

第1月

第2月

第3月

第4月

第5月

第6月

第7月

第8月

第9月

第10月

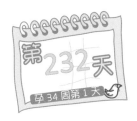

高脂肪饮食可行吗?

胎宝宝发育的最后阶段是皮下脂肪生长最快的时期,孕妈妈在这一时期若是饮食中脂肪含量过高,会增加自身的体重,也会使胎宝宝生长过度,形成巨大儿,分娩时易造成难产。

孕妈妈若是已经发胖,或者胎宝宝体重增加较快,可注意控制淀粉类和糖类的摄取量,如面包类、含糖饮料、果汁等都要少吃。饮食分量应与孕中期相同,以控制好体重。

不能搭配吃的食物有哪些?

有些食物单独吃没有关系,可是和其他食物混搭着吃,可能就会产生危险,孕妈妈一定要小心。

★ **鸡蛋✕豆浆**

鸡蛋的蛋清里含有黏性蛋白,可以同豆浆中的胰蛋白酶结合,使蛋白质的分解受到阻碍,从而降低人体对蛋白质的吸收率。

★ **小葱✕豆腐**

小葱与豆腐结合会形成白色沉淀物,那就是草酸钙,这样会影响人体对钙的吸收。

★ **茶叶✕鸡蛋**

茶叶中除生物碱外,还有酸性物质,这些化合物与鸡蛋中的铁元素结合,对胃有刺激作用,而且不利于孕妈妈消化吸收。

★ **萝卜✕橘子**

萝卜会产生一种抗甲状腺的物质硫氰酸,如果同时食用大量的橘子、苹果、葡萄等水果,这类水果中的类黄酮物质在肠道中经细菌分解后也会转化为抑制甲状腺作用的硫氰酸,两者结合,增加了抑制甲状腺的作用,进而诱发甲状腺肿大。

★ **菠菜✕豆腐**

豆腐里含有氯化镁、硫酸钙这两种物质,而菠菜中则含有草酸,两种食物遇到一起可生成草酸镁和草酸钙。这两种白色的沉淀物不能被人体吸收,不仅影响人体吸收钙质,而且还容易引发结石类疾病。

第234天
孕34周第3天

寒凉性食物有哪些？

孕期孕妈妈总是口味多变，忽冷忽热，而凉性食物容易刺激女性的子宫收缩而诱发流产，另外孕妈妈吃过凉的食物还会使胎宝宝躁动不安，在孕晚期更应注意。

★ **忌吃的寒凉性食物**

益母草

具有调理女性月经不调的功效，但是对于孕妈妈来说易刺激到子宫，使女性宫缩增强，从而诱发流产。

甲鱼

是一种具有滋阴凉血作用的食物，属寒性食物，孕妈妈食用可能会引起出血、流产等状况，所以孕妈妈应禁止食用。

马齿苋

属于一种药食两用的食物，但会刺激到女性正常的子宫功能，使宫缩加强，对孕妈妈来说就非常不利。

螃蟹

螃蟹属性寒凉，虽然味道非常的鲜美，但也是孕妈妈禁止食用的食物之一，因为其具有和甲鱼相同的危害，容易引起出血、流产等状况，所以孕妈妈应注意避免摄入螃蟹。

芦荟

是具有美容功效的一种食物，但是芦荟本身含有一定的毒素，孕妈妈服用后，易出现出血的情况，易引发贫血和流产。

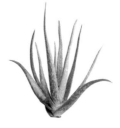

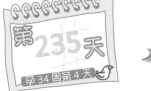

第235天
孕34周第4天

豆制品能不能吃太多？

豆制品营养丰富，适量食用，有减肥、预防高血压、心脏病、高脂血症的功效，对孕妈妈和胎宝宝都是大有好处的，但凡事不可过，豆制品吃太多也会对健康不利。

★ 影响铁元素的吸收

豆制品食用过多，会影响人体对铁的吸收，从而导致孕妈妈出现不同程度的疲劳、嗜睡、贫血、浑身无力等症状。

★ 容易造成动脉硬化

豆制品含有丰富的蛋氨酸，孕妈妈长期过量食用豆制品，蛋氨酸在酶的作用下，可转变为同型半胱氨酸，会损伤动脉管壁内皮细胞，促使胆固醇和甘油三酯沉积于动脉管壁上，极易造成动脉硬化。

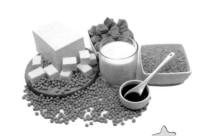

在孕期，建议孕妈妈每天摄取40克豆制品为宜，不可过量。

第236天
孕34周第5天

怎样克服分娩恐惧？

孕第9个月了，一想到快要见到日思夜想的胎宝宝，既兴奋又十分害怕，心里对分娩充满了紧张和恐惧感，情绪开始变得不稳定，这该怎么办？

★ 克服分娩恐惧

孕妈妈可以和准爸爸一起学习有关医学知识，了解分娩全过程以及可能出现的情况，进行分娩前有关训练，能减轻孕妈妈的心理压力。

★ 转移注意力

根据兴趣做一些转移注意力的事，可稳定孕妈妈的情绪。

★ 经常去散步

散步有利于血液循环和神经调节，可稳定孕妈妈的神经系统，放松紧张与焦虑的心态，振奋精神。

第237天

孕34周第6天

孕晚期胃痛怎么办？

到了孕晚期，胎宝宝日益长大，孕妈妈子宫底部上升，压迫到胃，影响了消化功能，并有少量的胃酸反流进入食道，引发胃痛等不适症状。

★ **饮食对策**

（1）减少饮食，保持少量多餐。

（2）吃点玉米面粥，少吃酸味食品和含有浓厚辛香料的食物，以免刺激肠胃。饮食以清淡为主。

（3）缓解胃痛最好的食物当属木瓜。可以选用未熟透的小木瓜榨汁，每天饭后1个小时饮用，每次1小杯。也可以食用木瓜肉，每天吃小半个。

（4）胃痛缓解后，可以逐渐添加一些高热量、高营养的食物。

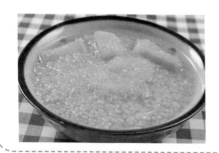 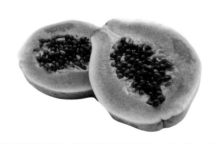

★ **如果胃痛症状相对较重，应考虑以下病症**

反流性食管炎

由于胃酸等胃内容物反流导致食管发炎，甚至引起溃疡。胸口不适与胃灼热是此种疾病的最初征兆。

胃溃疡

胃溃疡可发生于胃的任何部位，通常位于胃小弯处，是介于胃体及胃下部之间。在正常情况下，胃黏膜上有一层黏液，可保护其不受胃酸及消化液侵蚀。如果蛋白被破坏了，消化液接触到这层保护膜，长期如此，就会形成胃溃疡。其症状为胃部出现疼痛及胃灼热，通常在吃完东西后，症状可以改善，但过2~3个小时以后，可能又会复发。

第238天

孕34周第7天

孕晚期腹部硬是怎么回事？

孕晚期腹部硬是由什么原因导致的？怀孕后期有的孕妈妈下腹发紧、发硬，多半见于早产、妊娠晚期假宫缩或感染。

★ 腹部硬可能是女宝宝吗

很多民间的流传提到过，女宝宝是与妈妈面对面抱着的，所以屁股对着妈妈的腹部。这样孕妈妈胎动时，腹部就会形成一个大鼓包，而且很硬。这个说法没有真正的科学认证，但是很多孕妈妈都会出现腹部硬这个现象。

★ 假性宫缩引起腹部发硬怎么处理

（1）要注意休息，因为孕晚期腹部的增大对孕妈妈已经是一种负担，如果过度劳累，可能引发早产。

（2）千万不要刺激子宫，平时走路的时候一定要小心，不要让人或者物撞击到孕妈妈的腹部。

（3）如果孕晚期经常有腹部硬这种现象，可以做胎心监护观测是否存在不规则宫缩，如有不规则宫缩应予以适当的治疗。

（4）孕晚期腹部硬是大部分孕妈妈都会遇到的情况，孕妈妈也无需过度担心，要注意休息。如果宫缩伴有腹痛或腰酸，应该去医院就诊。

★ 孕晚期腹部硬为假宫缩

孕晚期腹部硬，科学的解释就是假宫缩、无痛宫缩，因为子宫到了孕晚期变得越来越敏感了，受到一些刺激就会引起宫缩，这类宫缩与动产前的宫缩不同，不是胎宝宝即将分娩的征兆。

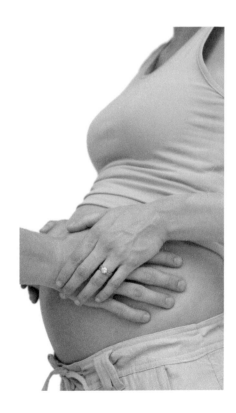

第1月
第2月
第3月
第4月
第5月
第6月
第7月
第8月
第9月
第10月

孕晚期睡眠不好怎么办？

对于孕妈妈而言，良好的睡眠质量非常重要。那孕妈妈睡不好，该怎么办呢？

★ **正确的睡姿**

仰卧时增大的子宫会压迫腹部主动脉，影响对子宫的供血，所以尽量不要仰卧，最好取左侧位睡眠。

★ **舒适的卧具**

对于孕妈妈来说，过于柔软的床垫并不合适。棕床垫或硬板床上铺9厘米左右厚的棉垫为宜，并注意松软适宜。

★ **注意饮食**

睡前不要喝过多的水或汤。避免进食含糖量高的食物，避免食用高盐食物和饮酒，咖啡因和酒精都会影响睡眠。鲜牛奶营养丰富，还有利于安眠，但注意一定要提前2个小时喝。睡前吃适量的点心，能防止半夜肚子饿。

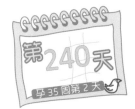

脐带绕颈怎么办？

脐带缠绕是脐带异常的一种，以缠绕胎宝宝颈部最为多见。另有一种不完全绕颈者，称为脐带搭颈。其次为缠绕躯干及肢体，常被孕妈妈们统称为脐带绕颈或脐带缠颈。那么脐带绕颈时，该怎么办呢？

1. 孕晚期，学会计算胎动，胎动过多或过少时，应及时去医院检查。

2. 羊水过多或过少、胎位不正等的孕妈妈要做好产前检查。

3. 通过胎心监测和超声检查等间接方法，判断脐带的情况。

4. 发现脐带绕颈后，不一定都需要剖宫产，只有胎头不下降或胎心有明显异常（胎宝宝窘迫）时，才考虑是否需要手术。

5. 注意减少腹部震动，保持左侧位睡眠。

6. 在家中可以每天2次使用家用胎心仪（多普勒胎心仪），定期检查胎宝宝情况，发现问题及时就诊。

第241天

孕35周第3天

孕妈妈房间里不能放哪些花草？

孕妈妈房间放一些花草可以吸灰吸尘，可以改善空气质量，也为孕妈妈带来视觉、嗅觉上的享受，还会带来好的心情，但并不是所有的花草都可以放的。

★ **万年青**

万年青花叶内含有草酸和天门科素，孕妈妈如果长期闻的话，会引起口腔、咽喉、食道、胃肠的疾病，甚至损伤声带。

★ **夹竹桃**

夹竹桃含有一种叫做夹竹苷的剧毒物质，接触后会引起中毒，使人昏睡、生长发育迟缓，对即将出生的胎宝宝的生长发育有一定影响。

★ **夜来香**

夜来香的香味中含有一种有害的物质，在夜间停止光合作用时，会大量排放废气，会使孕妈妈感到憋闷难受，对健康极为不利。

★ **百合**

百合花的花香中含有一种奇特的兴奋剂，孕妈妈嗅时间长了以后，会过度兴奋、神思不宁、夜不能寐。

★ **郁金香**

郁金香的花朵中含有有毒碱，孕妈妈闻1~2个小时后会感觉头晕，严重的可导致中毒。过多接触易使人头发脱落，对孕妈妈腹中的胎宝宝也具有很大的危害，就连普通人也不可以闻很长时间。

★ **含羞草**

含羞草内含有一种含羞草碱，这是一种毒性很强的物质，如果孕妈妈过多接触，会引起头发脱落或周身不适等症状。

★ **丁香**

丁香到了夜晚会排出二氧化碳，长期与它共处一室，会导致头晕、咳嗽，甚至气喘失眠，严重的还会导致胎宝宝窒息。

★ **一品红**

一品红全身有毒，其茎叶中白色乳汁，极容易沾附在人的手臂上，使皮肤产生红肿等过敏症状。

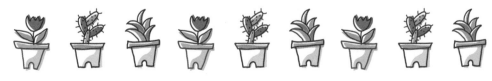

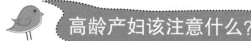

第242天
孕35周第4天

高龄产妇该注意什么?

高龄孕妈妈比起普通孕妈妈在生活以及饮食上应多注意一些,才能给自身以及胎宝宝更多安全保障。

高龄孕妈妈自怀孕32周以后就不宜再工作。这个时候,孕妈妈的心、肺及其他重要器官必须更辛苦地工作,且对脊柱、关节和肌肉形成沉重的负担,应尽可能保证充足的休息时间。

同时,应提高自我警觉性,随时都应该意识到可能发生母胎病理性变化的意外,定期到有条件的妇产科进行母胎监护和必要的防治措施。

另外,较之普通孕妈妈,高龄孕妈妈还更应注意孕期心理调节。有些高龄初孕妈妈自确诊怀孕后,就忧心忡忡,担心分娩时会出现问题,这种不良心理对孕妈妈和胎宝宝都很不利。在现代医疗条件下,只要孕妈妈积极与医生配合,听从医生指导,完全可以顺利分娩。

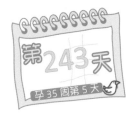

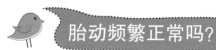

第243天
孕35周第5大

胎动频繁正常吗?

孕晚期胎动厉害,困扰了很多第一次怀孕的妈妈,使她们非常担心胎宝宝的发育情况。孕晚期胎动频繁到底是怎么回事?

★ 孕晚期胎动频繁正常吗

一般孕妈妈在孕20周的时候就会感觉到胎动,随着孕周增加,胎动也会增加。但到了孕38周后胎动便开始减少,如果此时胎动仍然频繁,即胎动大于等于30次每12个小时或大于等于4次每小时也为正常,所以孕妈妈们不必过于担心。

★ 孕晚期胎动多少算正常

一般正常时每小时胎动在3次以上。12个小时胎动在30次以上表明胎宝宝情况良好;少于20次意味着胎宝宝有宫内缺氧;10次以下说明胎宝宝有危险。孕妈妈在自我监测时,一旦发现胎动次数低于正常,应立即到医院检查以明确原因,及时挽救胎宝宝。

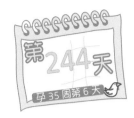

脚部水肿怎么办？

到了孕晚期，由于膨大的子宫压迫，导致孕妈妈出现下肢水肿的现象。虽然这是正常的表现，但是会给孕妈妈带来不适感。

★ **孕妈妈为什么会水肿**

（1）妊娠子宫压迫下腔静脉，使静脉血液回流受阻。

（2）胎盘分泌的激素及肾上腺分泌的醛固酮增多，造成体内水钠潴留。

（3）体内水分蓄积，尿量相应减少。

（4）母体合并较重的贫血，血浆蛋白含量低，水分从血管内渗出到周围组织间隙。

★ **缓解脚部水肿的方法**

（1）保暖：一定要安心静养、注意保暖，想要消除水肿必须要做到以上两点。

（2）偏向左侧睡觉：孕妈妈在睡觉的时候可以采取左侧卧位，这样还可以减轻对心脏的压迫。

（3）穿弹性（裤）袜：建议孕妈妈穿弹性（裤）袜，这样可以减少血液在下肢淤积，特别是保持坐姿或长期站立的孕妈妈，则该选择孕妈妈专用的袜子，在秋冬季还能起到保暖的作用。

（4）双腿抬高：每天在睡觉之前或者是午睡的时候，把双腿抬高保持15~20分钟。

（5）衣服合适：紧身的衣服会造成血液循环不良，导致身体更加水肿。所以孕妈妈在孕期时一定要穿宽松的衣服。

（6）休息充分：心脏、肝脏、肾脏等在静养时负担会减少，所以消除水肿最好的方法是静养。

（7）低盐餐：孕妈妈在怀孕的时候，身体调节水钠的功能多会下降，所以在生活中应该尽量避免过多地摄入盐分。每天摄取盐量为10克以下为宜。

第1月
第2月
第3月
第4月
第5月
第6月
第7月
第8月
第9月
第10月

第245天
孕35周第7天

怎样缓解产前抑郁症？

怀孕原本是一件开心的事，但是接踵而至的生理和心理上的问题和压力，会时常困扰着一些孕妈妈，其中产前抑郁症就是孕妈妈不得不面对的大问题。

★ **怎样缓解产前抑郁症**

尽量使自己放松

在心情很差的时候应该试着看看小说，吃可口的早餐，去树林里散散步，尽量多做一些会使自己感觉愉快的事情。照顾好自己，是孕育一个健康可爱宝宝的首要前提。

和准爸爸多多交流

保证每天有足够的时间和准爸爸在一起，并保持亲密的交流。

把情绪表达出来

明确地告诉准爸爸你的感受，而只有当他明了你的一切感受时，才能给予你想要的安慰。

进行积极治疗

如果你做了种种努力，但情况仍不见好转，那么应该立即寻求医生的帮助，否则延误病情，给自己和胎宝宝带来不良后果。

调节压力

不要让你的生活充满挫败感，时时注意调整情绪。常做深呼吸，保证充分睡眠，多做运动，注意补充营养。如果你仍然时时感觉焦虑不安，可以考虑参加孕期瑜伽班，可以帮助你保持心神安定。

★ **怎样预防产前抑郁症**

（1）和一些孕妈妈交流一下，讨教一些经验。

（2）提前打"预防针"。做好充足的准备，保证自己能够在分娩过程中，能够始终保持平和、自然的心情和愉快、积极的态度。

（3）增加小爱好。孕期可增加一些小爱好，分散注意力，保持愉快的心情和稳定的情绪。

（4）补充精神食粮。如从电视、报刊等媒体上学习一些孕期保健知识；积极参加孕妈妈俱乐部活动等。

（5）饮食起居保持规律。

还要继续补铁吗？

吃含铁丰富的食物应该贯穿整个孕期，尤其是最后 3 个月，胎宝宝发育对铁的需求量更大，更要注意补充。

★ 孕晚期应该适当补充铁

整个怀孕期胎宝宝及孕妈妈红细胞生成需要铁大约 800 毫克，尤其在怀孕最后 3 个月。胎宝宝除了造血需要之外，脾脏也需要贮存一部分铁。为了预防妊娠贫血，整个孕期必须吃足量的含铁食品。

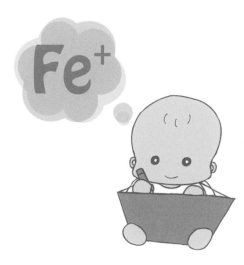

★ 富含铁的食物

富含铁的食物：动物肝脏、动物心脏、动物肾脏、蛋黄、瘦肉、虾、海带、紫菜、黑木耳、南瓜籽、芝麻、黄豆、绿叶蔬菜等。

如果孕妈妈单吃植物性食品，其中的植酸有碍铁的吸收。如果将动植物食品混合吃，铁的吸收率可以增加 1 倍。另外，富含维生素 C 的食品能促进人体对铁的吸收。

★ 补充铁并非多多益善

如果孕妈妈长期偏食富含铁的食物和药物，就会使身体内的铁含量增多。研究表明，高铁比高胆固醇更危险，极容易诱发妊娠合并心脏病或者肝炎等疾病。

铁的含量过多可以导致稀有的遗传病——青铜色糖尿病或地中海贫血。滥用铁剂药物补血会增加患类风湿性关节炎的几率。

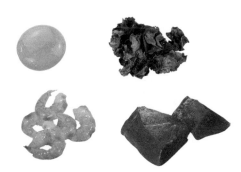

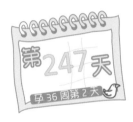

第 **247** 天

孕 36 周第 2 天

吃什么对胎宝宝眼睛好?

胎宝宝的视力发育跟孕妈妈的饮食有非常重要的关系,所以孕妈妈科学饮食可以让胎宝宝将来拥有一双明亮健康的大眼睛。

★ **鱼类**

孕妈妈要多吃鱼类,尤其是深海鱼,例如沙丁鱼等。因为此类鱼所含 DHA 更丰富,可以帮助胎宝宝视力正常发育。建议孕妈妈 1 周吃 2 次鱼,同时要适当补充一些鱼油,可以有效促进胎宝宝大脑和视力的发育。

★ **钙质**

如果孕妈妈缺钙,胎宝宝在少年时患近视眼的几率是正常胎宝宝的 3 倍,所以在孕期要注意钙质的摄入。

★ **胡萝卜及绿叶蔬菜**

为了防止维生素 A、B 族维生素、维生素 E 的缺乏,孕妈妈要多吃绿叶蔬菜和富含胡萝卜素的食物。

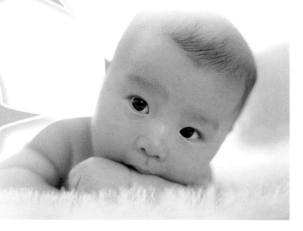

★ **注意营养均衡摄入,不要挑食、偏食**

孕妈妈在孕期和哺乳期要注意营养的均衡摄入,要不然会导致母乳中某些营养不足,导致宝宝视力发育迟缓等不良后果。

视个人体质,孕妈妈可以适当吃一些枸杞子,枸杞子有清肝明目的功效,富含维生素 E 和胡萝卜素。

孕晚期感冒了怎么办？

在孕晚期，如果患了感冒，虽然这时胎宝宝基本上已发育完全，对胎宝宝造成畸形或先天性缺陷的机会减少，但由于容易引起早产，也会对胎宝宝的健康造成威胁。

已经患上轻度感冒，如果仅仅是打喷嚏、流鼻涕和轻度咳嗽，只要用一些维生素C、安全的感冒冲剂对症治疗，一般都能很快治愈，但要注意休息；如果是高热、剧烈咳嗽，就应及时到医院就诊。

在怀孕期间，一些抗菌药物对胎宝宝有损害，例如链霉素，会引起胎宝宝出生后的听力障碍。

治疗感冒的中成药副作用少而且疗效好，在感冒时可以适当选用，如银翘感冒片、羚翘感冒片等，在医生指导下可以酌情服用。

孕晚期能吃保健品吗？

如果注意日常的饮食均衡，摄入的营养可以满足自己和胎宝宝身体的需要，孕妈妈不需再额外服用保健品。

★ **服用保健品不当的危害**

综合类的保健品：这类保健品一般都含有激素，激素对胎宝宝的危害极大，可能会使胎宝宝性早熟、畸形。

蛋白质粉、维生素丸、钙片及其他微量元素保健品：这类保健品在人体缺乏某种营养的时候吃一点是有好处的。但应在医生的指导下服用，过量服用也是有害的。

★ **最好不要吃补益类的中药**

大补的中药对于孕晚期的孕妈妈来说有两方面的危害，一是激素分泌失衡危害胎宝宝；另一方面是营养过剩，胎宝宝太大，导致难产。

如果要进补的话，可以选择食补，食物的性质平和，不会对孕妈妈和胎宝宝造成影响。

第1月
第2月
第3月
第4月
第5月
第6月
第7月
第8月
第9月
第10月

孕妈妈身体娇小也能顺产吗？

一个人身材的高矮与骨盆的大小不一定成正比，而且胎宝宝能否顺利娩出还与骨盆的形态有关，因此"娇小型"的孕妈妈不必忧心忡忡。

孕妈妈骨盆的形态是否正常，可以通过骨盆外测量进行初步估计，现代化的超声波检查手段也可以准确测量出胎宝宝的大小。因此，临产时医生完全可以预测出孕妈妈是适合顺产还是难产。因此，孕妈妈不必为自己的身材担忧，只要保持良好的情绪，保证胎宝宝正常发育，顺产的机会是很大的。

为什么要做骨盆测量？

在产科病房常看到医生为临产前的孕妈妈做骨盆测量，这与分娩有什么关系呢？

★ 骨盆内测量测什么

测骶耻内径（又称对角径）：为耻骨联合下缘至骶岬上缘中点的距离。正常值应大于12，此数值减去1.5~2厘米，即为真结合径长度。

测坐骨棘间径：测量时检查者将阴道内的手指扪触到两侧坐骨棘，只能估计其间距离，正常值为10厘米。这个检查主要是用来诊断骨盆的大小和形态，从而判断孕妈妈能否经阴道顺利分娩。

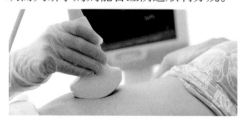

★ 为什么要做骨盆测量

胎宝宝娩出时，必须通过骨盆。除了由子宫、子宫颈、阴道和外阴构成的软产道外，骨盆是产道最重要的组成部分。分娩的快慢和顺利与否，都和骨盆的大小与形态是否异常有密切的关系。

若骨盆大小正常，而胎宝宝过大，胎宝宝与骨盆不相称时，也会发生难产。若胎宝宝较小，即使骨盆小一些，也能顺利分娩。骨盆有大有小，胎宝宝也有大有小，即便是经产妇，每次妊娠的胎宝宝大小也不相同。

因此，为了弄清骨盆的大小和形态，了解胎宝宝和骨盆之间的比例，产前检查时要测量骨盆。

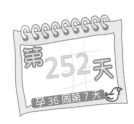

第 252 天

孕 36 周第 7 天

孕晚期"见红"怎么办?

第1月
第2月
第3月
第4月
第5月
第6月
第7月
第8月
第9月
第10月

★ **孕晚期"见红"的两类情况**

分娩的前兆

"见红"是分娩的先兆,如果"见红"同时伴有规律宫缩,那么 12~48 个小时就应该临产,孕妈妈应该及时到医院进行观察。如果"见红"的同时没有明显的宫缩则并不是即将临产的征兆。

血管破裂出血

出血是由于怀孕晚期或临产后子宫一段逐渐伸展,子宫颈管消失,子宫颈口扩张,而附着于子宫下段或子宫颈口的胎盘不能相应地伸展,以致前置部分的胎盘自其附着处剥离,使血管破裂而引起出血,这种情况也应该特别注意。

★ **孕晚期"见红",注意什么**

一般"见红"在阵痛前的 24 个小时出现,但也有在分娩几天前甚至 1 周前就反复出现"见红"。如果只是淡淡的血丝,量也不多,孕妈妈可以留在家里观察,平时注意不要太过操劳,避免剧烈运动就可以了。

"见红"后要保持好的心情,积极耐心地等待,正常进食,保证睡眠,保持体力。

如果流出鲜血,超过生理期的出血量,或者伴有腹痛的感觉,就要马上入院就诊。

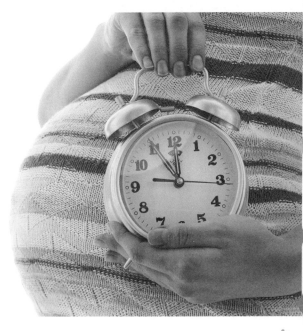

231

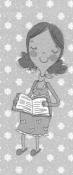

第10个月
静待胎宝宝降临

　　怀孕第10个月已接近预产期，因此随时都有可能破水、阵痛而分娩，孕妈妈应该避免独自外出、出远门或长时间在外。

　　在等待分娩的时候，孕妈妈每天除了自身清洁以外，还要做好分娩准备，如充分地休息和睡眠，补充各种营养物质，蓄积体力。当然适当的运动仍不可缺少，但不可过度，以免消耗太多精力而影响分娩，营养、睡眠和休养也必须充足。

　　此时要限制脂肪和碳水化合物等热量的摄入，以免胎宝宝过大，影响顺利分娩。同时为了储备分娩时消耗的能量，分娩前应该多吃富含蛋白质、糖类等能量较高的食物。

孕第 10 个月胎宝宝是什么样子？

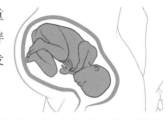

这个月胎宝宝显得更大，身长为48~50厘米，体重为3000克左右，皱纹已消失，变成个皮肤淡黄色的胖乎乎的宝宝，头盖骨变硬，指甲也长到超出指端，头发长2~3厘米。胎毛几乎看不见了，胎脂在后背、屁股、关节等处已达稍许可以看到的程度，乳房稍稍隆起。

心脏、肝脏为首的循环、呼吸、消化、泌尿等系统器官也已全部形成，并且头部已进入母体的骨盆之中，身体的位置稍有下降，胎动比以前更加频繁。除了仍在继续成长和成熟外，最突出特点在于胎宝宝为如何在体外生活准备条件。其中首先是中枢神经系统的成熟，使胎宝宝的大脑能获得掌握生命和适应外界环境的最基本能力。

孕第 10 个月孕妈妈是什么样子？

进入怀孕第10个月，孕妈妈子宫底高30~35厘米。胎宝宝位置有所降低，孕妈妈腹部凸出部分有稍减的感觉，胃和心脏的压迫感有所缓解，膀胱和直肠的压迫感却增强，尿频、便秘更加严重，下肢也有难以行动的感觉。身体为分娩所做的准备已经成熟，子宫颈和阴道趋于软化，容易伸缩，分泌物增加。子宫收缩频繁，开始出现生产征兆。

这个月是宝宝要降临的一月，妈妈要格外小心，并且随时做好待产的准备。

在本月，孕妈妈上个月的症状将全部消失，随之而来的是经常性的腹痛，这是因为胎宝宝要迫不及待地出来，但随着预产期的临近，胎宝宝反而会显得越来越安静。

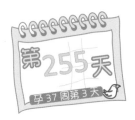

第255天

孕37周第3天

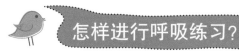

怎样进行呼吸练习?

分娩能否顺利进行,正确的呼吸方法很重要。所以孕妈妈应该从这几方面进行训练,将来分娩时才能更好地听从医生指导。

★ **腹式深呼吸**

适用于分娩开始。具体方法是:把肩膀自然放平,仰卧,把手轻轻地放在肚子上,不断地进行深呼吸,先是把气全部呼出,然后慢慢地吸气,使肚子膨胀起来;气吸足后,再屏住气,放松全身,最后慢慢地将所有的气呼出。

★ **胸式呼吸**

与腹式呼吸有着同样的作用,但要注意,吸气时,左右胸部要鼓起来,胸骨也向上突出;气吸足够后,胸部下缩,呼出气。

★ **浅呼吸**

像分娩时那样平躺着,嘴唇微微张开,进行吸气和呼气间隔相等的轻而浅的呼吸,此法用于解除腹部紧张。

★ **深呼吸**

深呼吸有镇静效果。坐好并尽可能地放松,通过鼻子深深吸气,使气直达肺底,集中注意力,缓慢地、轻轻地把气呼出,然后自然地接着做下一次呼吸。

★ **短促呼吸**

双手握在一起,集中体力连续做几次短促呼吸,目的在于集中腹部力量,使胎宝宝的头慢慢娩出。

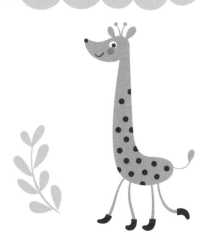

第**256**天

孕37周第4天

什么是拉梅兹分娩呼吸法？

第1月
第2月
第3月
第4月
第5月
第6月
第7月
第8月
第9月
第10月

★ **拉梅兹分娩呼吸法的原理**

拉梅兹分娩呼吸法的基本原理是以心理预防法为依据。

这种呼吸方法能有效地让产妇在分娩时将注意力集中在对自己呼吸的控制上，从而转移疼痛，适度放松肌肉，能够在分娩过程发生产痛时保持镇定，以达到加快产程并让胎宝宝顺利分娩的目的。

★ **拉梅兹分娩呼吸法的基本步骤**

胸部呼吸法

此方法应用在分娩开始的时候，此时宫颈开3厘米左右。孕妈妈学习用鼻子深深吸一口气，随着子宫收缩就开始吸气、呼气，反复进行，直到阵痛停止才恢复正常呼吸。

轻浅呼吸法

轻浅呼吸法应用在胎宝宝慢慢由产道下来的时候。随着子宫开始收缩，采用胸式深呼吸，当子宫强烈收缩时，采用浅呼吸法，收缩开始减缓时恢复深呼吸。

喘息呼吸法

当子宫开至7~10厘米时，孕妈妈感觉到子宫每60~90秒钟就会收缩一次，这时胎宝宝就要娩出，子宫的每次收缩维持30~90秒。

孕妈妈先将空气排出后，深吸一口气，接着快速做4~6次的短促呼气，也可以根据子宫收缩的程度调节速度。

哈气呼吸

进入第二产程的最后阶段，孕妈妈可以用哈气法呼吸。阵痛开始，孕妈妈先深吸一口气，接着短而有力地哈气，就像在吹一件很费劲的东西。

用力

此时宫颈全开了，医生也要求产妇在即将看到宝宝头部时，用力将宝宝娩出。孕妈妈此时要长长吸一口气，然后憋气，马上用力，一鼓作气地把胎宝宝娩出。

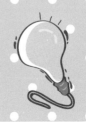

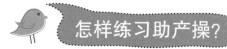

第257天
孕37周第5天

怎样练习助产操？

孕妈妈在产前多练习助产操，可有利于分娩。

★ **颈部体操**

坐直或站立，头部下垂，尽量让下巴触胸，做深呼吸数次。全身放松将头由右慢慢转到左侧，再由左侧转回原位。每天早晚各做5~6次。

★ **肩关节操**

坐直或站立，两肩竖起，然后肩向前往上下摆动，即双肩做绕圈运动，每天早晚各做5~6次。

★ **扩胸操**

普通站立姿势，双手交叉于胸前，挺起胸双手向后方拉4次，每次早晚5~6次。

★ **弓箭步操**

一脚前，一脚后，呈弓形站立，再换脚做同样动作。每天早晚各做5~6次。

★ **脚踝操**

站立姿势，双手背在后腰上，两只脚交替缓慢做绕圈旋转。每天各做5~6次。

★ **盘腿操**

盘腿坐立，双脚不交叉，脚掌心相抵，双手轻压双膝内侧，双脚尽量靠近身体。

★ **骨盆摇摆操**

平躺，双手置于身体两侧，膝盖弯曲，小腿与床面垂直，两足分开与肩同宽，脚底平贴床面；利用足部与肩部的力量，慢慢将臀部于背部抬起，同时收缩臀部肌肉并摇摆，然后双膝伸直，慢慢恢复原来姿势。每天早晚各做5~6次。

★ **骨盆肌肉操**

盘腿坐立，收缩阴道、肛门、尿道附近的肌肉，然后放松，再次收缩，再放松。此操可随时随地做。

★ **骑脚踏车操**

身体平躺，头部可稍加垫高，双腿抬起，弯曲，双小腿交替做骑脚踏车动作，持续5分钟左右。每天早晚各做1次。

★ **吹蜡烛操**

身体平躺，头部可略垫高，双腿屈曲，脚掌平放，双手放在腹部上。想象有一支蜡烛在自己的嘴前不远处，试图吹灭它，先做一次深呼吸，然后一直向外呼气，直到感到没气可呼了，双手可感觉到腹部的肌肉在收缩。

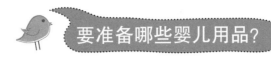

要准备哪些婴儿用品?

进入到孕晚期，胎宝宝已经基本发育成熟，随时可能降临。因此在怀孕进入临产期后，应当考虑备妥必要的婴儿用品。

★ 衣服和被褥

这两样应根据宝宝的出生季节来准备。

春秋季出生的宝宝，应准备棉绒的内衣裤5~6件、外套2~3套、毛线裤2~3条、毛衣2~3件、绒毛帽1顶、短袜1~2双、接涎巾5~6条、褥子2条、被子2条、小被单1条、线毯1条、婴儿毛毯1条、毛巾被1条等。

冬季出生的宝宝，除上述衣物外，还需准备穿脱方便、质地柔软和吸水性强的贴身小棉衣裤和小棉外衣各1~2件。

夏季出生的宝宝，需准备单薄的内衣裤数件、小毛巾被1条、单包被1个。

★ 尿布和尿垫

需准备柔软、吸水性强、颜色淡的尿布20块以上，棉布尿垫10个左右。另外，还可以准备一些一次性的纸尿裤。

★ 清洗用品

婴儿洗脸毛巾、婴儿洗澡毛巾、婴儿洗屁股毛巾、婴儿浴巾、婴儿洗澡盆、洗脸盆、洗小屁股盆、婴儿沐浴液、婴儿按摩油、婴儿护肤霜、婴儿护臀霜、婴儿爽身粉等。

★ 食具

完全母乳喂养者：奶瓶1个、吸乳器1个、洗瓶刷子1个、奶瓶清洁剂1瓶。

混合喂养或人工喂养者：玻璃奶瓶5个、无毒塑料奶瓶1个、洗瓶刷子1个、温奶器1个、消毒蒸锅1个。

★ 其他用品

婴儿床、体温计、热水袋、消毒棉花棒及酒精等。

第1月
第2月
第3月
第4月
第5月
第6月
第7月
第8月
第9月
第10月

第259天

孕37周第7天

临产时饮食要注意什么？

女性怀孕分娩是一种再自然不过的生理现象了，然而大多数情况下孕妈妈以及家人都很着急，往往因为紧张没有安排好饮食，就匆忙地把孕妈妈送进了医院。

临产相当于一次重体力劳动，产妇必须有足够的能量供给，才能有良好的子宫收缩力，宫颈口开全才有体力把胎宝宝娩出。不好好进食、饮水就会造成脱水，引起全身循环血容量不足，导致供给胎盘的血液量减少，引起胎宝宝在宫内缺氧。

因此临产时产妇应进食高能量、易消化的食物，如牛奶、巧克力及自己喜欢的饭菜，如果实在因宫缩太紧，很不舒服而不能进食时，也可通过输入葡萄糖、维生素来补充能量。

因此，临产前，除了补充身体的需要外，还要增加产力，让分娩更加顺利。

增加产力食谱

红枣羊肉汤

原料：

羊肉 350 克，红枣 10 枚，胡萝卜 200 克，黄芪 15 克，盐适量。

做法：

①把羊肉洗净切块；胡萝卜去皮、切块。

②红枣、黄芪分别洗净，与羊肉、胡萝卜一同炖煮 1.5 个小时，加盐调味。

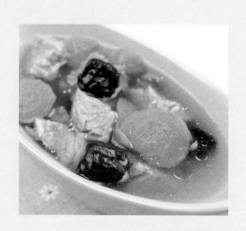

用法：

在临产前 3 天开始早晚服用。这个方法能够增加孕妈妈的体力，有利于顺利分娩。同时还有安神、快速恢复体力的作用。

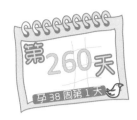

第260天

孕38周第1天

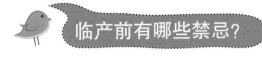

临产前有哪些禁忌？

临产前孕妈妈需要格外注意，除了一些生理上的注意事项，还有以下千万不能犯的十大禁忌。

一忌怕：孕妈妈应克服临产恐惧，不要因此影响到临产前的饮食和睡眠，致使身体不能很快进入最佳状态，不利于分娩。

二忌急：有些孕妈妈希望能快点见到自己的宝宝，见预产期到了却仍没动静就很急躁、焦虑。其实，预产期有一个活动范围，分娩有可能会提前10天或是拖延10天。

三忌粗心：有些孕妈妈到了孕晚期还是表现得很随意、粗心，到了临产时却因为准备不充分而显得手忙脚乱，这样很容易出错。

四忌累：这时孕妈妈应该适当减少活动，要注意休息，避免身体以及精神上的劳累。

五忌懒：有些孕妈妈因为懒得动而从不活动，这样会使分娩增加难度，上面说的适当减少活动，但不能因此完全不活动。

六忌忧：孕妈妈在孕期中因各种原因会产生消极情绪，这也会影响顺利分娩。

七忌孤独：一般孕妈妈都希望准爸爸能多陪陪自己，给予一些鼓励以及支持，所以准爸爸应该多抽出时间来陪陪孕妈妈，不要让她感觉自己在孤军奋战。

八忌饥饿：孕妈妈分娩时需要消耗很多体力，所以产前一定要吃饱，多吃一些营养丰富、易于消化的食物，千万不能空着肚子就进产房。

九忌远行：这时孕妈妈就不应该再出门远行了，因为旅途中各种条件都受到限制，一旦分娩出现难产是很危险的事情。

十忌滥用药物：分娩时一般不需要用药物，孕妈妈也不能因腹痛而乱用药物，更不可随便注射催产剂，以免造成严重后果。

第1月
第2月
第3月
第4月
第5月
第6月
第7月
第8月
第9月
第10月

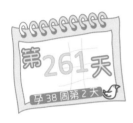

怎样选择分娩医院？

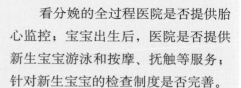

选择合适的医院分娩是孕后期应该关注的问题，而且还需要实地考察了解分娩的实际情况、住院部的条件，和医生、护理人员的水平等等。

★ 口碑如何

医生的水平如何，这一点对于外行人来说是很难判断的。可以先多种渠道收集一下有关信息，再做选择。比如可以听听自己的同事和亲戚当中已经做了妈妈的人的介绍或者护士的介绍。高危产妇要了解一下是否可以提前住院待产。

★ 是否能自主选择分娩方法

有些医院夜间不提供麻醉服务，选择自然分娩的妈妈就需要在分娩前仔细咨询相关规定：是否提供助产分娩；是否可由亲人陪伴分娩；顺产时是否需要外阴切开术；分娩后是母子分室还是母子同室。

★ 是否倡导母乳喂养

这一点大多数医院都能做到，但是有些医院为了利益推销婴幼儿奶粉，缺乏对母乳喂养的贴心指导，这一点要考虑到。

★ 是否有相关的新生宝宝服务

看分娩的全过程医院是否提供胎心监控；宝宝出生后，医院是否提供新生宝宝游泳和按摩、抚触等服务；针对新生宝宝的检查制度是否完善。

★ 离家的远近

即使是口碑再好的医院，如果太远，也会给家人的照顾带来很大困难。分娩时，车是否很方便地抵达医院，住院的有关事宜，也是要考虑的问题。所以最好选择附近的医院。

★ 检查医院环境是否舒适

考虑医院环境是否舒适的同时，还要看看检查时排队等候的时间是不是很长，是否需要在楼上楼下不同科室之间奔波，是否有单人的产房可供选择等。

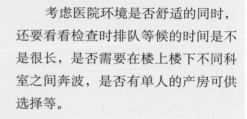

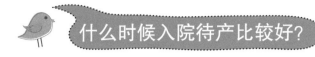

第262天 孕38周第3天

什么时候入院待产比较好？

孕妈妈临近预产期，在兴奋之余总免不了担心，不知何时到医院待产才好。

★ **何时入院待产最好**

一般来说，孕妈妈怀孕40周，即到了预产期，不管是否有临产先兆，都应住院待产，在医院监测胎心、检查胎盘功能等。

★ **遇以下特殊情况需提前住院**

（1）过去有不良分娩史，如习惯性流产、早产、死胎等。

（2）多胎妊娠，或有妊娠高血压综合征、前置胎盘、胎盘早剥、羊水过多等。

（3）估计分娩有异常的产妇，如头盆不称、臀位、横位以及有剖宫产史的产妇。

（4）婚后多年初孕、高龄初产、不孕经治疗后才妊娠者。

（5）孕妈妈有严重疾病的，如糖尿病、心脏病、肾炎、原发性高血压、肝炎等。

（6）妊娠期合并其他疾病，如风湿性心脏病、病毒性肝炎、缺铁性贫血等。

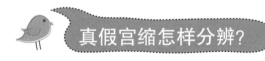

第263天 孕38周第4天

真假宫缩怎样分辨？

有的孕妈妈会时而出现分娩的假象，或子宫无规律的收缩。一般来讲，真假分娩通过仔细观察是可以分辨的，具体怎么分辨呢？

★ **宫缩时间**

假分娩：无规律。

真分娩：有固定的时间间隔，随着时间的推移，间隔越来越小，每次宫缩持续30~70秒。

★ **宫缩强度**

假分娩：通常比较弱。

真分娩：宫缩强度稳定增加。

★ **宫缩疼痛部位**

假分娩：通常只在前方疼痛。

真分娩：从后背开始，而后转至前方。

★ **运动后的反应**

假分娩：产妇行走或休息片刻后，有时甚至换一下体位后，就会停止宫缩。

真分娩：不管如何运动，宫缩照常进行。

241

第1月
第2月
第3月
第4月
第5月
第6月
第7月
第8月
第9月
第10月

第**264**天

孕38周第5天

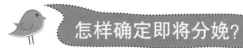

怎样确定即将分娩？

孕妈妈在这段时间要提前了解一些关于分娩的征兆了，这有助于在发现这些征兆的时候明白自己就要分娩了，能够及时去医院，有助于顺利分娩。

★ 子宫底下降

初产妇到了临产前2周左右，子宫底会下降，这时会觉得上腹部轻松起来，呼吸会变得比之前舒畅许多，胃部受压的不适也减轻了许多，饭量也会随之增加一些。

★ 下腹部受压迫

胎宝宝的头部分娩时是先露出的部分，这时已经降到骨盆入口处，因此会出现下腹部坠胀以及压迫膀胱的现象。这时会感到腰酸背痛，走路不方便，出现尿频。

★ 见红

随着子宫规律地收缩，子宫颈分泌的黏稠液体会随着分娩开始的宫缩而排出。又由于子宫内口胎膜与宫壁的分离，有少量出血。这种出血与子宫黏液混合，自阴道排出，称为"见红"。"见红"是分娩即将开始比较可靠的征兆。如果出血量大于平时的量，就应当考虑是否有异常情况，可能是胎盘早剥，需要立即到医院检查。

★ 腹部有规律的阵痛

一般疼痛持续30秒，间隔10分钟。以后疼痛时间逐渐延长，间隔时间缩短，称为规律阵痛。

★ 破水

因为子宫强而有力的收缩，子宫腔内的压力逐渐增加，子宫口开大；胎宝宝头部下降，引起胎膜破裂，阴道流出羊水，这时离分娩已经不远了。

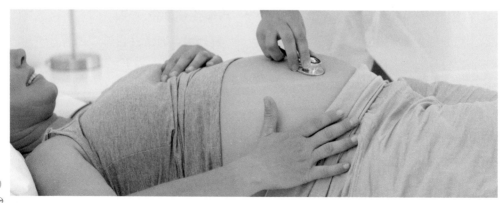

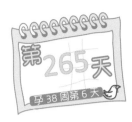

多胞胎分娩危险吗?

有的孕妈妈第一胎怀的是双胞胎,但是在增加了喜悦感的同时也会考虑到一件事情,那就是多胞胎该怎样分娩呢?会不会很危险?

其实,多胞胎的分娩方式主要取决于胎宝宝们在子宫内的姿势,但是由于多胞胎的特殊性,为了降低危险,多胞胎分娩多会实施剖宫产。

但也不一定非得选择剖宫产,如果满足以下条件,也是可以自然分娩的。

1. 胎宝宝都是头向下。

2. 每个胎宝宝的体重都接近1.8千克左右,他们的发育速度都差不多。

发生急产了怎么办?

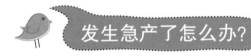

一般分娩都会有明显的预兆,会有足够的时间去医院,但也会发生急产这种特殊情况。那么发生急产时,建议按照下面的步骤,来帮孕妈妈度过难关。但当急产时一定要先拨打急救电话,再进行急产处理。

1. 产妇不要急于用力,先躺在床上,在臀下垫上毯子,避免胎宝宝太快出生,头撞到地。

2. 产妇大口喘气,不要屏气用力。用手掌轻轻压住阴道与肛门间,帮助胎头娩出。

3. 当胎头娩出后轻轻下压胎头,帮助前肩娩出,再轻轻上抬胎头,帮助后肩娩出。

4. 因为有羊水和胎脂的关系,宝宝会很滑,应小心用干净毛巾包裹并擦拭。胎宝宝容易失温,要注意保暖。

5. 宝宝产出后,不要急着剪脐带,等医生来处理。如需自行剪掉,要先将脐带用橡皮筋或绳子在中间绑紧,留出离宝宝腹部5厘米以上的距离。

6. 在宝宝娩出后15分钟内,胎盘会伴随一阵子宫收缩娩出。假如没有,不用急着拉出来,等医生来后再处理。

7. 处理完毕后,要去医院进行后期卫生处理,以防感染。

顺产好还是剖宫产好？

第267天
孕39周第1天

顺产还是剖宫产，是很多孕妈妈一直在考虑的事情。其实这是一个很简单的道理：顺应自然规律的最好，顺产与剖宫产比，有很多优势。

★ **顺产的优点**

（1）产后恢复快，可立即进食，可喂哺母乳。

（2）仅有会阴部位伤口，并发症少。

（3）对婴儿来说，从产道出来肺功能得到锻炼，皮肤神经末梢经刺激得到按摩，其神经、感觉系统发育较好，整个身体各项功能的发展也较好。

（4）不会因为麻醉剂而使婴儿的神经受到伤害。

★ **视妊娠实际情况而定**

顺产和剖宫产不是自己决定的，而是医生根据客观情况给出建议。一般情况下，都会选择顺产。而且也不是一定就是某一种生产方式，可能在顺产的过程中出现问题，临时换成剖宫产。

哪些情况需要选择剖宫产？

第268天
孕39周第2天

1. 先兆子宫破裂。

2. 产前出血，如胎盘早剥、前置胎盘等。

3. 阴道、软产道、盆腔、宫颈有特殊病变或畸形。

4. 胎位异常，如横位、臀位等。

5. 高龄初产妇（35岁以上）。

6. 疤痕子宫。

7. 骨盆明显狭小或畸形。

8. 胎宝宝过大，产妇的骨盆无法容纳胎头。

9. 分娩过程中，胎宝宝出现缺氧，短时间内无法通过阴道顺利分娩。

10. 产妇患有严重的妊娠高血压综合征等疾病，无法承受自然分娩。

11. 有多次流产史或有不良产史的产妇。

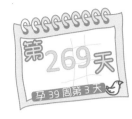

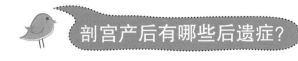

剖宫产后有哪些后遗症？

如果孕妈妈一定要进行剖宫产的话，最好先了解一下剖宫产后有哪些后遗症。

★ 可能影响母子感情

剖宫产采取在产妇腹壁开刀方式，直接把宝宝从子宫取出，改变了母体分娩过程中的"神经和激素体验"，可能使母亲与宝宝的亲密程度降低。

★ 并发症风险增加3倍

选择剖宫产的产妇，比自然分娩的产妇患产后严重并发症的风险增加了3倍多，如出血多、泌乳延迟、再次手术易发生盆腔粘连等。

★ 严重伤害子宫

在对子宫造成伤害的不同因素中，剖宫产高居榜首。而且剖宫产的女性将来避孕和再孕都比自然分娩的产妇要麻烦得多。

★ 剖宫产给宝宝埋下健康隐患

（1）更易过敏。

（2）易患小儿多动症。

（3）易患感觉统合失调症。

（4）外界适应能力差。

★ 留下难看的疤痕

选择剖宫产的妈妈，肚子上会有一条疤痕。由于怀孕后腹部肌肉被撑得松弛无法恢复，因而疤痕往往难以消除。

虽然剖宫产后有一些后遗症，但是这种分娩方式可以减少胎宝宝窘迫以及宫内缺氧的情况。同时如果腹腔内有其他疾病时，剖宫产时易发现，也可一并处理。

第1月

第2月

第3月

第4月

第5月

第6月

第7月

第8月

第9月

第10月

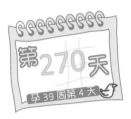

第270天

孕 39 周第 4 天

破水和小便有什么区别?

孕妈妈在阵痛开始以前破水,称为胎膜早破。由于破水和小便都表现为有水样物流出,所以孕妈妈区分破水和小便显得较困难。

★ 小便

如果是小便流出,流出的水较少,孕妈妈有意控制后不再有水流出。

★ 羊水

破羊水的时候流出来的液体是一股一股的,不可控制。

第271天

孕 39 周第 5 天

羊水早破怎么办?

羊水早破就是还没到分娩的时候,产痛还没有开始,孕妈妈突然感觉到有较多的液体从阴道排出,然后会有少量液体持续流出。

★ 为什么会发生羊水早破

(1)孕妈妈的子宫颈口松弛,使胎膜受到刺激而引发羊水早破。

(2)胎膜发育不良,如存在绒毛膜羊膜炎等,造成羊膜腔里压力过大,引起羊水早破。

(3)骨盆狭窄、头盆不相称、多胎妊娠等,均可以使羊膜腔里压力增大,发生羊水早破。

★ 羊水早破的危害

(1)引发胎宝宝早产。

(2)引发胎宝宝宫内窘迫。

(3)引发滞产及胎宝宝缺氧。

(4)引发母婴感染。

★ 羊水早破该怎么办

(1)在发现有破水迹象之后,孕妈妈务必要躺下休息,不能再起来活动。为了避免羊水流出过多和脐带脱垂,应该用垫子将后臀部垫高一些。

(2)要洗澡,保持清洁,不要在阴道里放置任何东西,多喝水,每天定时测 2 次体温。破水 24 个小时之后,可进行白细胞计数检查,以确定是否有感染。

★ 如何预防羊水早破

(1)坚持定期做产前检查。

(2)不要进行剧烈活动。

(3)不宜长时间走路或跑步。

(4)避免性生活。

 预产期过了，宝宝为什么还没出生？

临近分娩时，很多孕妈妈都会紧张，为什么到了预产期胎宝宝还是没有要出来的迹象。其实，在预产期前后 2 周内分娩，都属正常情况。但要注意以下几点：

1. 不要过于紧张，注意胎动情况。一旦减弱，则需马上到医院做进一步检查，医生会根据情况决定分娩时机。

2. 继续进行产检，并把孕早期的检查结果及胎动出现的时间、结果给医生看，让医生给你再次核对孕周。

3. 加强产前检查，缩短检查间隔时间，随时与医生取得联系，告知医生宫内胎动情况，同时 B 超随访羊水量。如果无异常，可在密切监护下继续妊娠。

 分娩要经历几个阶段？

自然分娩经历 3 个阶段，称为 3 个产程。孕妈妈只有充分了解分娩中各个产程的特点，分娩时才能充满信心，积极与医护人员配合。

★ 第一阶段

子宫收缩到子宫口开全，初次分娩一般约需 12 个小时。子宫收缩每隔 2~3 分钟出现 1 次，每次持续 60~90 秒。此时是身体、精神最为紧张的阶段。助产士会随时检查子宫口扩张情况。

★ 第二阶段

子宫口开全，产妇有一种急欲生下宝宝的感觉。每次子宫收缩的过程中，胎宝宝的头顶会从阴道口露出，子宫收缩停止，胎头即缩回。这样反复几次，胎宝宝的头慢慢地娩出，直至胎宝宝身体全部娩出。

★ 第三阶段

胎盘从子宫娩出，一般需要 5~15 分钟，不超过 30 分钟。

第1月
第2月
第3月
第4月
第5月
第6月
第7月
第8月
第9月
第10月

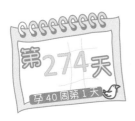

第274天

孕40周第1天

分娩前的准备工作有哪些?

★ **精神准备**

产妇应该要有信心,在精神上和身体上做好准备,用愉快的心情来迎接宝宝的诞生。准爸爸应该给孕妈妈充分的关怀和爱护,周围的亲戚朋友及医务人员也必须给产妇一定的支持和帮助。实践证明,思想准备越充分的产妇,难产的发生率越低。

★ **身体准备**

(1)睡眠休息:分娩时体力消耗较大,因此分娩前必须保持充分的睡眠,娩前午睡对分娩也有利。

(2)生活安排:接近预产期的孕妈妈应尽量不外出和旅行,但也不要整天卧床休息,做轻微的、力所能及的运动还是有好处的。

(3)洗澡:孕妈妈必须注意身体的清洁,由于产后不能马上洗澡,因此,住院之前应洗澡,以保持身体的清洁。如果是到浴室去洗澡必须有人陪伴,以防止湿热的蒸汽引起孕妈妈晕厥。

(4)性生活:临产前绝对禁忌性生活,免得引起胎膜早破和产时感染。

(5)家属照顾:双职工的小家庭在孕妈妈临产期间,准爸爸尽量不要外出。实在有事情,夜间也需安排其他人陪伴,以免半夜发生紧急情况。

★ **物质准备**

分娩时所需要的物品,怀孕期间都要陆续准备好。怀孕第10个月时要把这些东西归纳在一起,放在家庭成员都知道的地方,做成一个待产包。

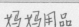

妈妈用品

(1)长裤至少1条,棉袜至少1双。

(2)出院穿的衣服,出院时戴的帽子。

(3)洗漱用品,如毛巾、牙具、脸盆、梳子等。

(4)舒适的拖鞋、吸管、面巾纸、产后卫生巾、一次性内裤、饭盒、水杯等。

(5)零食,如小蛋糕、巧克力、苹果、桃子等。

(6)医疗保险手册、身份证、户口本。

宝宝用品

(1)纸尿裤,医院会发,基本住院期间够用了,不必再准备了;建议带几条纱布或棉布的尿布,以防宝宝对纸尿裤过敏。

(2)宝宝专用湿巾。

(3)宝宝的小衣服。

第275天
孕40周第2天

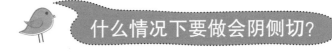

什么情况下要做会阴侧切？

★ **以下情况要做会阴侧切**

打算顺产的孕妈妈，当分娩过程中出现一些异常情况时，为了妈妈和宝宝的安全考虑，有时候会采取会阴侧切手术。一般以下几种情况可能会采用会阴侧切。

（1）会阴弹性差、阴道口狭小或会阴部有炎症、水肿等情况。

（2）胎宝宝较大，胎头位置不正，再加上产力不定，胎头被阻于会阴处。

（3）高龄产妇，或者合并有心脏病、妊娠高血压综合征等高危妊娠时。

（4）分娩过程中胎儿出现缺氧、心率异常等情况。

（5）顺产困难，需要借助助产钳的时候。

★ **会阴侧切术后如何养护**

（1）拆线前，每天用温水清洗2次伤口，每次大便后再清洗1次。

（2）拆线后，如果还有恶露的话，继续保持每天2次清洗伤口。

（3）如果出现红、肿、热、痛等症状，应及时就医。

（4）饮食上多吃一些含丰富膳食纤维的食物，防止便秘影响伤口愈合。

（5）尽量使用坐厕，不要蹲厕，每次排便的时间不要太长。

（6）排便时不要过度用力。

（7）身体恢复前不要提重物。

（8）彻底恢复前（产后6周以内）禁止性行为。

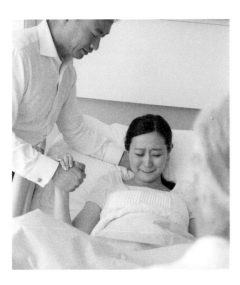

很多孕妈妈害怕会阴侧切会永久损伤身体，其实完全不用担心，会阴侧切反而是一种保护性手术。所以分娩的时候一旦医生提出需要做会阴侧切，家人要积极配合，缓和孕妈妈的情绪。和分娩疼痛相比，手术疼痛也不算什么了。

第1月
第2月
第3月
第4月
第5月
第6月
第7月
第8月
第9月
第10月

哪些情况得被迫引产？

由于某些特殊原因，孕妈妈分娩会出现危险，只好结束妊娠进行引产手术。

★ 出现以下情况需要引产

慢性肾炎患者怀孕后会增加肾脏负担，使各种症状加重，对胎宝宝的生长发育和自身的健康都十分不利。所以，此类孕妈妈应当及早引产，结束分娩。

重度妊娠高血压综合征的孕妈妈如经治疗后病情无好转，继续妊娠则容易发生抽搐（子痫）或胎盘早剥，继而引起子宫内大出血，并会导致胎宝宝窒息，甚至死胎。所以在治疗无效的情况下，应该引产。

患有糖尿病或其他严重器质性疾病的孕妈妈，因身体虚弱、精力不济，继续妊娠对孕妈妈本身与胎宝宝都不利，应当考虑引产。如果经超声波等检查发现胎宝宝严重畸形或胎宝宝不能生存等其他情况，也需立即引产。

如果孕妈妈感觉胎动消失，经医生检查后确定胎宝宝已死在宫内，应立即引产，以确保孕妈妈生命安全。

★ 引产后需注意的事项

引产成功后住院3~5天，如果一切正常，即可出院，多注意休息。但平时要多注意子宫收缩情况、流血多少、是否发热等。

根据引产情况，酌情使用子宫收缩药和抗生素，促进子宫恢复，减少出血，预防感染；发现流血过多或感染时，要积极治疗；引产后1个月内注意外阴部卫生，禁止性生活；休息1个月后，如果未发现异常即可恢复工作。

宝宝出生后是什么样子?

孕妈妈在孕期时应该都有幻想过宝宝的样子，到底长得像爸爸还是像妈妈呢，眼睛大还是小呢。但是当你看见宝宝的第一眼时，你会忘掉所有的幻想，沉浸在迎接新生宝宝的喜悦中。

皮肤：新生宝宝皮肤的角质层比较薄，皮肤下的毛细血管丰富，因此，新生宝宝在"落层"以后，皮肤呈粉红色，非常柔软。

头围：从枕后节经眉间绕头一周的长度即为头围。出生时头围一般为32~36厘米；出生后前半年增加8~10厘米；后半年增加2~4厘米；15岁时接近成年人，约为54~58厘米。

胸围：沿乳下缘绕胸一周的长度为胸围。出生时胸围比头围小1~2厘米，平均为32.4厘米；1岁时胸围和头围接近相等；2岁后胸围超过头围。

产后妈妈需要注意什么?

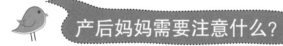

★ 抓紧时间休息

刚生完宝宝，新妈妈都迫不及待要看看宝宝，但此时休息、恢复体力是最重要的；而宝宝什么时间照顾都可以，要知道休息好了才有精力照顾好宝宝。

★ 拒绝探视

一旦分娩完，一定有许多亲朋好友前来探访，其实这时产妇是虚弱的，太多人会导致产妇休息不好，还容易被细菌病毒所感染。其他人等产妇回家或宝宝满月时再看望也不迟。

★ 及时补充营养

许多产妇是晚上进的产房，早上分娩，因此饥肠辘辘，回到病房及时吃些易消化的食物，有利于恢复精力和体力。

★ 及时解大小便

有小便不要憋着。如果吃了不少，喝了许多仍然没有便意，几个小时过去了，就要及时报告医生，是否有膀胱麻痹的现象，医生会积极处理。值得强调的是，产妇不能怕痛而不敢小便，一定要克服困难把小便及时排出。

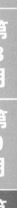

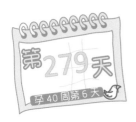

产后新妈妈需要哪些护理？

经历了"十月怀胎"，你的宝宝终于呱呱坠地。但这个时候，很多疾病接踵而来，你知道要特别注意哪些事项吗？

★ 观察产后出血量

产妇在分娩后2个小时内最容易发生产后出血，所以分娩后仍需在产房内观察。经过产房观察2个小时后，产妇自己也要继续观察，因为此时子宫收缩乏力也会引起产后出血。

★ 保证充分的休息时间

分娩过程耗尽了新妈妈的体力，所以产后第一天最重要的就是休息，以确保体力的恢复。

★ 产后尽快排大小便

顺产新妈妈应多喝水，尽快及时排第一次小便。因为在分娩过程中，胎头下降会压迫膀胱、尿道，产后需帮助膀胱恢复功能，如果憋尿时间太长，膀胱过度充盈会影响子宫收缩，导致产后出血。

★ 多吃蔬菜避免便秘

有些人认为产后不能吃凉的食物，所以新妈妈对蔬菜、水果碰都不碰，但这样其实最容易引发肠燥便秘。

★ 注意清洁

新妈妈产后出汗量多，应勤换内衣、内裤和床单，居室要通风，如果不让新鲜空气进入室内，产妇在空气污浊的室内会增加呼吸道感染的几率。另外，刚分娩完，要注意对会阴部的护养，大小便之后都应用温开水冲洗。

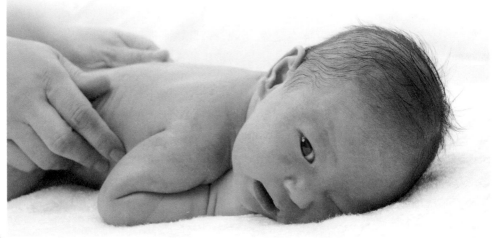

第280天

孕40周第7天

新生宝宝需要做哪些身体检查？

观察宝宝身体各部位

从头到脚仔细地观察新生宝宝身体的各部位，如果发现异常，及早治疗。

听宝宝的心跳声音

新生宝宝心脏还没有完全成熟，所以必须经常听新生宝宝的心跳声，以便于检查是否患有心脏病。同时为了检查宝宝的胃肠功能，还应该用温暖的手触摸其腹部。

检查耳部

仔细检查新生宝宝耳孔是否正常，耳朵形状是否正常。除了用手检查耳朵外，还要用眼睛观察外部形状。

检查血液

从脚后跟采集少量血液，进行血液检查。

仔细观察头部伤痕

头部是非常重要的部位，因此要仔细检查。从头顶开始，慢慢地抚摸头部周围，这样就能检查出是否有肿瘤或其他异常症状。

检查肛门状态

用手指仔细检查宝宝的肛门状态。如果发现异常，就应该马上采取应对措施。出生后新生宝宝会因为新陈代谢快而马上排泄，所以该项检查非常重要。

检查腿部状态

用手分开新生宝宝的双腿，检查分腿的姿势是否正常，腿长是否相等。如果股关节脱臼，分腿的姿势就会不自然，而且双腿长度也不会等长。

检查性器官

出院时，要再检查一次性器官。如果是女婴，主要检查外阴唇和内阴唇的情况。如果是男婴，则要检查两侧阴囊的大小是否相等，如果一侧阴囊达到另一侧阴囊的 2~3 倍，就可能患有阴囊水肿或疝气。

检查宝宝的口腔

检查婴儿的牙龈、舌头、口腔的形状，以及有无异常的肿瘤。通常可用手指来检查新生宝宝的口腔，如果舌根过于靠近口腔底部，就应该马上进行手术。

第1月
第2月
第3月
第4月
第5月
第6月
第7月
第8月
第9月
第10月

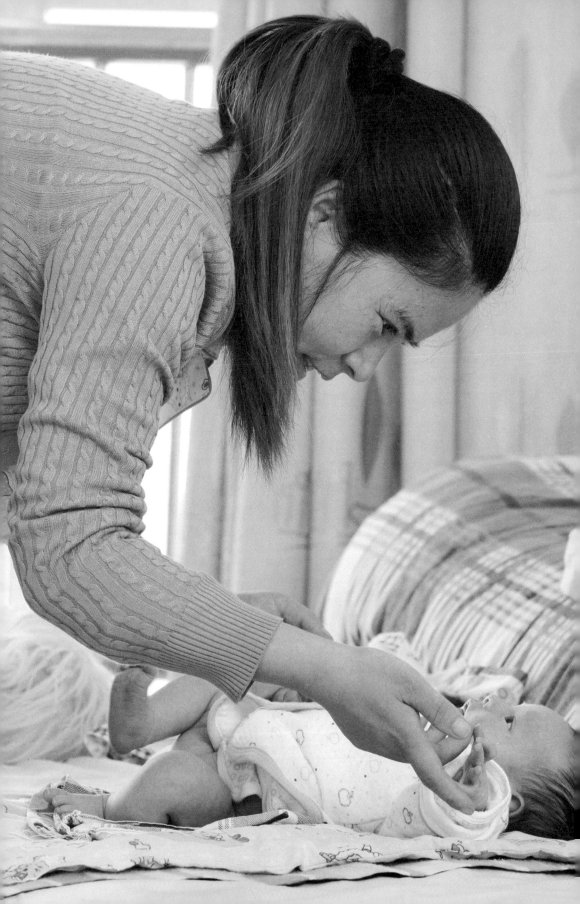

Part 2

女人一生中最需要调养的一个月

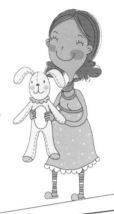

"月子，是女人一生中最需要调养的一个月"，这句话一点也不夸张。

怀胎十月，身体发生了巨大的变化；分娩消耗了大量的体力和精力；哺育宝宝，需要最优质的母乳……

这些都需要通过月子期间的调养来实现，月子"坐"得好，可以让身体快速恢复到正常的状态，让你成为一个靓丽的"辣妈"，同时还可以消除各种健康隐患，预防各种妇科疾病。

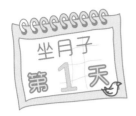

为什么坐月子对女人很重要？

产后的新妈妈要恢复至少1个月，才能恢复分娩时所消耗的体力和气血。

坐月子实际上也是新妈妈整个生殖系统恢复的一个过程。

产前妈妈担负着胎宝宝生长发育所需要的营养，母体的各个系统都会发生一系列的适应性变化。子宫肌细胞肥大、增殖、变长，心脏负担增大，肺脏负担也随之加重，妊娠期肾脏也略有增大，输尿管增粗，肌张力减低，胃肠蠕动减弱；其他如内分泌、皮肤、骨胳、关节、韧带等都会发生相应改变。

而且分娩时出血多，又耗损体力，气血、筋骨都很虚弱，容易受到外邪侵袭，必须经过一段时间的调补，让各功能得到恢复。

坐月子期间适度的休养与运动、恰当的食补，就是为了让上述各器官功能得到恢复。良好的月子调养，能让新妈妈一生受益，绝不能轻视。

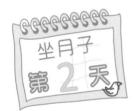

坐月子要准备哪些东西？

★ 居家护理用品

月子牙刷或漱口水：准备刺激更小、成分更安全的孕产妇牙膏和可清洁口腔的孕产妇漱口水。

吸奶器：准备一个吸奶器。若奶水足，吸出后需倒掉，买个简单的即可；若要储存起来，就买个功能较全的吸奶器。

防溢乳垫：防溢乳垫可清洗，使用也方便。

哺乳内衣：哺乳内衣2~3个，方便给宝宝哺乳。

收腹带：收腹带可帮助产后腹部恢复。

产妇专用卫生巾：分娩后，恶露要持续7天才会逐渐排除，这段时间尽量使用产后专用的卫生巾。

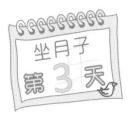

坐月子
第3天

剖宫产妈妈怎样调养？

虽然剖宫产妈妈没有消耗太多的体力，但是手术对身体的伤害是很大的，所以术后几天的调养很重要。

★ 产后6个小时以内

饮食上：在术后6个小时内应当禁食。这是因为手术容易使肠道受刺激而使其功能受到抑制，肠蠕动减慢，肠腔内有积气，因此，术后会有腹胀感。为了减轻肠内胀气，暂时不要进食。

生活上：术后妈妈需要头偏向一侧、去枕平卧。这个时候要及时哺乳，宝宝的吸吮可以促进子宫收缩，减少子宫出血，使伤口尽快复原。

★ 产后第1天

饮食上：剖宫产6个小时后可以饮用一些有促排气的汤，如萝卜汤等，以增强肠蠕动，促进排气，减少腹胀，补充水分。但是一些容易发酵产气的食物，如糖类食物、黄豆、豆浆、淀粉类食物，应该少吃或不吃，以防腹胀更加严重。

生活上：这时最好采用侧卧位。同时要注意保暖，勤换卫生巾，保持清洁。12个小时后，在家人的帮助下可以改变体位，稍微活动一下，等知觉恢复后，可以进行肢体活动；24个小时后应练习翻身、坐起，并下床慢慢活动。运动能够促进血液循环，使伤口愈合更加迅速，并能增强胃肠蠕动，尽早排气，还可预防肠粘连及血栓形成而引起其他部位的栓塞。

★ 产后第1周

饮食上：排气后，饮食可由流质改为半流质，食物宜富有营养且容易消化。可以选择蛋汤、烂粥、面条等。这个阶段千万不要急于喝一些油腻的下奶汤。

另外，产后3~5天内，妈妈的身体还是很虚弱，伤口仍然疼痛，会有便秘和肿胀的感觉，这是麻醉所引起的，因此大量饮水是非常必要的。最好饮用不低于室温的水，能促进肠蠕动。

生活上：剖宫产后由于疼痛，腹部不敢用力，大小便不能及时排泄，容易造成尿潴留和大便秘结。因此更应该按正常的作息，养成良好的习惯，定时排大小便。

坐月子

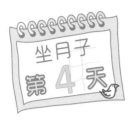

坐月子 第4天

顺产妈妈怎样调养？

顺产妈妈如同打赢了一场艰苦的战役，不管是身体还是精神都处于一种十分虚弱的状态，需要小心调养。

★ 调整情绪多休息

新妈妈不要因为宝宝的降生而过度欣喜、情绪高涨，或是因宝宝的缺陷而沮丧，这都会影响子宫收缩，引起产后出血。而且分娩后会消耗很多体力，易感到疲倦，需要多多休息。

★ 注意经常换体位

顺产后尽量多换体位来休息，起到一个运动的作用，总之都是为了顺产后尽快恢复身体做准备。但不要长时间以同一个动作呆着。

★ 尽早下床活动

产后就要在床上活动，如翻身、抬腿、收腹、提肛等，顺产8~12个小时即可下床活动。顺产妈妈虽然当天就可以下床活动，但是分娩消耗了大量的体力和精力，也不要掉以轻心，科学调养会恢复得更快。

★ 及时排大小便

顺产的新妈妈，分娩后4个小时就要排尿，产后24~48个小时就要排大便。

★ 要进行母乳喂养

母乳喂养有利于刺激乳汁分泌，对母体子宫的恢复也很有好处。

★ 注意饮食

顺产后新妈妈的身体比较虚弱，如果为了补充产后营养，过早吃一些油腻的食品，反而不利于新妈妈消化和哺乳。所以产后一段时间内，最好是吃一些营养丰富，富含蛋白质和维生素的食品。顺产后进补要慢慢来，不宜过急，在身体很虚弱的情况下，大补反而收不到理想的效果。

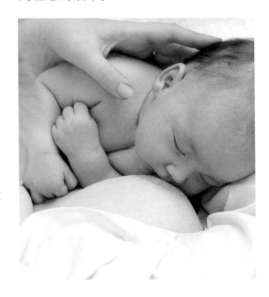

坐月子
第 5 天

产后住院 1 周怎样调养？

产后的新妈妈需要恢复至少 1 个月，对于分娩过后的新妈妈来说，产后的调养是非常重要的。在最初的 1 周内，由于分娩的消耗会出现食欲不振、腹泻、腹胀，胃口较差的现象，所以饮食方面要特别注意。

★ 饮食宜开胃、易消化

刚开始最重要的不是滋补，那些淡然无味或者太油腻的补品反而会令新妈妈反胃，而且那些食物不易消化，增加了肠胃的负担。所以不妨吃些开胃清淡的食物，帮助恢复体力。除此之外，还要吃一些帮助下奶的食物，以半流质为宜，例如牛奶、小米粥等。

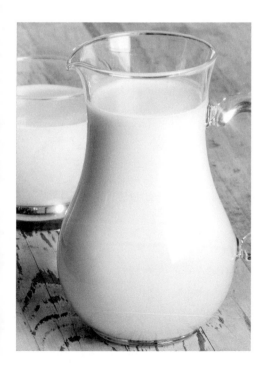

★ 膳食平衡

产后 1 周内，新妈妈的饮食要多样化，搭配均衡。最好是素菜和荤食搭配着吃，粗粮和细粮搭配着吃，动物蛋白和植物蛋白搭配着吃。

同时新妈妈要注意少吃多餐，除了三顿主食外，根据情况可以在下午和晚上各加餐一次，可以加些像牛奶、水果、粥这样容易消化的食物。

★ 饮食误区

由于产后虚弱，胃口较差，有些新妈妈会为了开胃吃一些辛辣的食物，这种做法是完全不提倡的，辛辣食物对新妈妈的健康非常不利。

生产过后的妈妈体内有热，容易出现口舌生疮、大便干结等不适的症状，甚至引起痔疮。而辛辣的食物，例如辣椒、蒜、韭菜会刺激这些症状的产生，而且新妈妈的身体关乎宝宝的健康，所以为了宝宝，一定要合理安排饮食。

坐月子

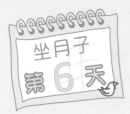

坐月子时生活上要注意什么？

★ 注意多休息

休息是坐月子的头等大事。产前身体消耗过大，加上怀孕之后伴随的情绪躁动、高度紧张和身体虚弱，产后一定要在家里静养，保证睡眠质量。但也不要整个月躺在床上，否则会影响恶露的排出和身材的恢复。

★ 注意子宫恢复情况

产后要注意观察子宫的恢复情况，也就是要观察恶露的颜色由红变白，数量由多至少，味道由血腥味到无味的这个过程。一般1个月之内会基本排净，若出现恶露不净或其他异常情况，要及时就诊。另外，产后6~8周后，建议去医院做产后检查。

★ 合理安排饮食

产后的前几天，新妈妈的身体非常虚弱，既要恢复自身的生理功能，同时还要哺乳，因此，需要补充充分的热量和各种营养素。

★ 注意保持清洁卫生

"坐月子整月不洗头、不洗澡"的说法，是不科学的。身体和头发要经常清洗，保持干净，避免受细菌感染而发炎。

★ 注意适当活动身体

坚持在坐月子期间进行必要的身体锻炼，做一些产后体操，可以很好地恢复体质，也有助于恢复身材。

★ 绝对避免性生活

新妈妈的生殖器官在怀孕和分娩的过程中经历了一系列的变化或创伤，全面恢复需要56天，在此期间应禁止性生活。剖宫产妈妈，则至少在3个月之后，待疤痕形成后才可以有性生活。

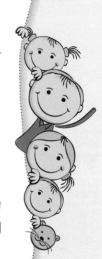

坐月子
第**7**天

坐月子时每周怎样安排膳食？

★ 产后第 1 周

食补关键词：高热量

食物推荐：红糖、小米、鸡蛋、猪肝等

产后第 1 周是新妈妈排恶露的黄金时期，产前身体多余的水分也会在此时排出，要多吃一些有助于恶露排出的食物。

而且，新妈妈在分娩时消耗了大量体力，所以此时的饮食应以富于营养、高热量为原则。

★ 产后第 2 周

食补关键词：催乳食品

食物推荐：猪蹄、花生、鲫鱼、茭白等

产后第 2 周，许多哺乳妈妈已经开始想着怎样才能分泌出营养丰富、充足的乳汁。乳汁分泌的品质和数量受多方面影响，如愉快的心情、规律的生活、健康的饮食，其中最重要的就是新妈妈的营养状况。吃一些可催乳的食物，不仅能促进乳汁分泌，还能美容。

★ 产后第 3 周

食补关键词：高蛋白

食物推荐：牛奶、鸡蛋、黄豆、坚果等

到了产后第 3 周，新妈妈已经在给宝宝喂奶了，所以此时除了补充自身营养外，还要兼顾宝宝的健康，每天蛋白质摄入量应达到 95 克。

另外，这时产后伤口已经基本愈合，可以开始吃一些补血食物，以调理气血。

★ 产后第 4 周

食补关键词：膳食纤维

食物推荐：黄豆芽、莲藕、胡萝卜等

产后前 3 周月子饮食着重于排气补血，摄入了高脂肪、高热量、高蛋白质的食物，会使很多新妈妈出现便秘的状况，所以产后第 4 周更应该着重膳食纤维的补充。

多食用富含膳食纤维的蔬菜，可帮助促进肠道蠕动，防止便秘，还能促进毒素排出。

坐月子

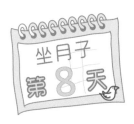

坐月子第 **8** 天

怎样护理新生宝宝?

从医院生产后回到家中,新手父母面对新生宝宝,不知道如何下手。可能遇到的新生宝宝的护理难题有很多,但具体该怎么做呢?

★ 口腔护理

喂完奶后,最好让新生宝宝喝口水,以冲净口中残留的奶液。宝宝的口腔黏膜薄嫩,不宜擦拭。

★ 鼻腔护理

新生宝宝鼻内分泌物会堵塞鼻孔,影响呼吸,可用棉签或小毛巾蘸水后湿润宝宝鼻腔内干痂,再轻压鼻根部,然后用棉签轻轻地将分泌物取出。

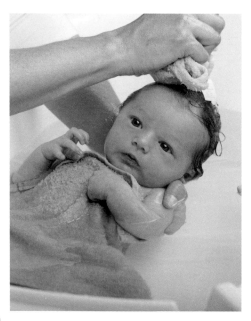

★ 皮肤护理

宝宝的皮肤非常娇嫩,毛孔还未发挥功能,容易发生干燥、发炎、瘙痒及长疹子等问题。为了避免或缓解这种症状,要坚持每天给新生宝宝洗澡。洗澡时室温要求 26~28℃,水温 38~40℃。洗完后在宝宝腋窝、颈部、腹股沟等皮肤多褶皱处洒些宝宝爽身粉。

★ 冷热护理

因为新生宝宝体温调节功能差,因此,冬天要保暖,夏天要防暑降温,平时要根据气温的变化及时给宝宝增减衣服。

★ 脐带护理

在宝宝脐带未脱落时,每天用75%的酒精擦洗脐部一次,然后用消毒纱布盖上,不要使脐部碰到水。脐带脱落后,可以不用纱布,但必须保持脐部干燥清洁。若发现宝宝脐部有红或有脓性分泌物,则应就医进行对症处理。

哺乳妈妈该怎么给宝宝哺乳？

母乳是宝宝最天然的滋补品，绝不是婴儿奶粉可以替代的。但是哺乳妈妈在给新生宝宝哺乳时，要注意以下几点：

★ 新妈妈应当知道的常识

每次喂养应尽可能将乳房排空，这样可以刺激乳腺更多地分泌乳汁。即使母乳不够，也不要完全用奶粉来替代，否则容易使母乳的分泌越来越少。

★ 哺乳的方法

哺乳前先做好准备，为宝宝换好尿布，清洗双手，用温开水擦净乳头，并在哺乳时保持轻松愉快、良好的心态。

千万不要等到宝宝很饿才哺乳，哺乳时要平静缓慢，要避免突然中断，以及做其他容易分神的事。在哺乳后让宝宝保持直立姿势，并不要和宝宝较大动作地玩耍。

每次哺乳时可持续半个小时，每次哺乳时两侧乳房要交替哺喂，先喂一只乳房，吸空后再换另一只乳房。下一次喂奶要先喂上次未吸尽的一侧，吸空了再换另一侧。宝宝吸吮停止后，要轻轻取出乳头。

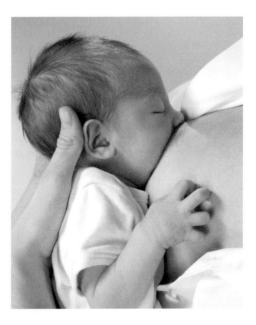

★ 哺乳的禁忌

如果哺乳妈妈有疾病，则不宜哺乳，不然病菌会通过乳汁进入宝宝体内，会对其造成不良影响。如果妈妈有严重的疾病，例如心脏病，此时哺乳无疑会增加身体的负担，还会使病情恶化。

坐月子

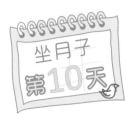

坐月子
第10天

哺乳该采取怎样的姿势？

要保证母乳喂养顺利成功，新妈妈还要学习哺乳姿势。

★ **侧卧式**

一般用于晚上哺乳时。新妈妈和宝宝都侧卧在床上，腹部相对。妈妈的手臂及肩膀平放在床垫上，只有头部用枕头承托。将宝宝的头枕在妈妈臂弯上，使他的嘴和妈妈的乳头保持水平。

★ **摇篮式**

用左侧乳房喂哺时，用左手撑着乳房，然后用右手手掌支撑宝宝的颈部。采用这种喂哺姿势时，新妈妈垫高双脚有助身体放松。

★ **半躺式**

分娩后的几天，新妈妈坐起来仍有困难，这时以半躺式的姿势喂养宝宝最适合。将宝宝横倚在妈妈的腹部上，妈妈背后用枕头垫高上身，斜靠躺卧。

★ **揽球式**

让宝宝在妈妈身体的一侧，并将宝宝置于妈妈的手臂上，头部靠近妈妈的胸部，妈妈用手支撑宝宝的头部和肩膀。然后在宝宝头部下面垫上一个枕头。

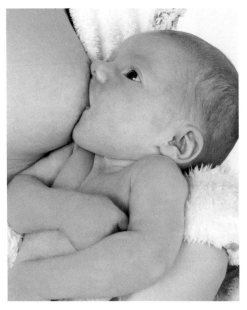

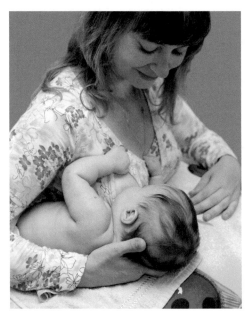

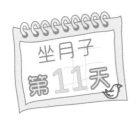
早产宝宝该如何喂养？

一般早产宝宝肾脏没有发育完全，所以在喂养时，应该要比正常出生的宝宝多注意一些。

★ 半卧位慢喂

由于早产宝宝吞咽功能不完善，有时会发生吐奶，以及呼吸运动不协调的现象，使奶逆流至咽喉部，再吸进肺部，引起吸入性肺炎，严重者会窒息致死。

所以喂养时，最好使宝宝处于半卧位。如果发现溢奶，要将宝宝俯卧或侧卧，让口中的奶水流出。对于一些吸吮力很差的宝宝，可用小匙喂养，但需注意保持奶的温度，不可太凉。

★ 按需要给宝宝喂奶

早产宝宝一般进食会很慢，因此妈妈要有耐心，而且吃奶时要给宝宝一个休息时间，不要不间断地喂哺。可以让宝宝吃1分钟，然后停下来休息一下，等10秒钟后再继续喂哺，这样可减少吐奶的发生。

★ 切忌奶水浓度过高

由于早产的宝宝肾脏没有发育完全，如果乳汁的浓度过高，对宝宝的体重增长会带来影响。因为早产宝宝的体内含水量很高，一般新生宝宝的含水量占人体的70%，而早产宝宝达到了80%~85%，体内含水量高了，面临的最大问题就是容易脱水。如果奶水浓度太高，从小便中带出的水分也越多，即便吃得再多，也会从小便中流走，体重增长也会非常缓慢。

所以早产宝宝的奶水浓度应是2:1，即2份奶、1份水，相比较而言，新生宝宝的奶水浓度是3:1的比例。

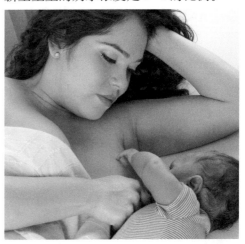

早产宝宝中，有一些是双胞胎早产宝宝，因此在喂哺时，新妈妈需要全面兼顾，最好将两个宝宝的喂哺时间岔开，以免到时候手忙脚乱。

坐月子

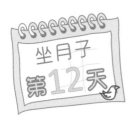

坐月子 第12天

怎样听懂宝宝的哭声？

对于许多初为父母的人来说，最郁闷的莫过于晚上宝宝喜欢哭闹。宝宝的哭泣，实际上是一种自我训练语言发展的基础。那么新爸爸新妈妈能听懂宝宝的哭声吗？

★ 宝宝饿了

"饿哭"典型的"声音效果"是低音调、有节奏，而且有一定模式：先短促地哭一声，然后停顿一下，再短哭一声，再停顿。好像在说"饿——饿——"，直到被妈妈抱起来喂哺，哭声才停止。

★ 宝宝病了

宝宝生病时，体力虚弱，因此哭声也比较虚弱，而且会表现出无精打采、食欲不振，同时还可能伴有呕吐、腹泻、发热等症状。这时候就应该带宝宝去看医生了。

★ 宝宝撒娇

当宝宝想向父母撒娇时，发出的哭声比较高。也许因为他们的主要目的是为了引起大人的注意，所以这种情况下的哭泣大多不会流出眼泪来。

★ 宝宝生气

当尿布湿了的时候，宝宝就会"生气"，甚至"发怒"，此时发出的哭声与"撒娇"时的哭声相比，声音更高，而且尖锐、刺耳。另外，也许是过于亢奋的原因，有时也会产生反作用，所以时而也会夹杂一些低音。

★ 宝宝困了

宝宝越累时，其实越不容易入睡。因此，当宝宝发出拖长音的哭声，合并揉眼睛和打哈欠的动作时，妈妈就应该赶紧安抚宝宝入睡，免得宝宝躁动就更不容易睡着了。

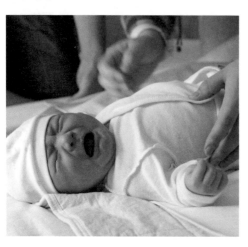

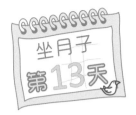

坐月子
第13天

坐月子适宜吃什么？

产褥期的营养好坏，直接关系到新妈妈的身体康复及新生宝宝的健康成长。所以坐月子期间吃什么，是一门很重要的学问。

★ 红糖

红糖富含铁、葡萄糖，可以补血、促进泌乳。除此之外，其中的矿物质还可以有效防治产后尿失禁，促进恶露排出。但是不宜过多食用，一般产后1周内多吃点即可。

★ 汤

鸡汤、鱼汤、排骨汤含有易于人体吸收的蛋白质、矿物质，而且能够提高食欲、促进泌乳。应该肉、汤一并食用，营养更丰富。

★ 小米

小米中丰富的维生素B_1和维生素B_2能够帮助新妈妈恢复体力，增进食欲。但小米粥不能作为主食，也不宜煮太稀。

★ 莲藕

莲藕中含有大量淀粉、维生素和矿物质，可散淤止血、健脾开胃，更能促进乳汁分泌。

★ 鸡蛋

鸡蛋的蛋白质含量高、营养丰富，而且还含有卵磷脂、卵黄素及多种维生素和矿物质，易消化。但鸡蛋也不宜食用过多，每天1~2个鸡蛋就足够了。

★ 海带

新妈妈多吃海带补充碘元素，可以预防新生宝宝缺碘引起的呆小症。

坐月子

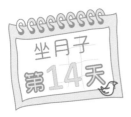

坐月子 第**14**天

坐月子哪些食物不宜多吃？

坐月子期间，由于刚刚经历生产，身体较弱，加之宝宝需要哺乳，所以饮食安全仍然十分重要。下面一些食物，坐月子期间最好不要食用。

★ 刺激性食物

韭菜、大蒜、辣椒、胡椒等辛辣温燥和刺激性强的食物，可引发酿生内热，使口舌生疮、大便秘结或引发痔疮等，也会通过乳汁使宝宝上火。

★ 硬、咸、生冷食物

产后妈妈身体虚弱和活动量小，硬食容易造成消化不良；吃含盐太多的食物，容易引起体内水钠潴留，造成水肿，但是，这并不意味着就得忌盐了，适量吃盐可以补充体内丢失的盐分；食用生冷食物，如冰淇淋、冰镇饮料等，对牙齿、消化功能和脾胃都有影响，且不利于恶露排出。

★ 黄豆等产气食物

剖宫产手术会使肠道受到刺激，导致肠道功能受抑制，肠蠕动减慢，肠腔积气，易引起腹胀。黄豆等豆类食物会在肠道中产气，加重腹胀，也不利于伤口愈合。

★ 酒、茶等含有咖啡因的饮料

酒精可通过乳汁进入宝宝体内，影响其健康发育；茶水特别是浓茶中的鞣酸可以与食物中的铁相结合，影响肠道对铁的吸收，容易使新妈妈发生贫血；咖啡因会刺激大脑兴奋，影响睡眠。

★ 味精

味精含谷氨酸，谷氨酸易与体内的锌结合，导致宝宝缺锌，发生味觉减退、厌食，甚至智力减退、生长发育迟缓等。特别是对 12 周以下的宝宝影响更大。

★ 巧克力等甜食

巧克力中所含的可可碱能够进入母乳，如果宝宝吸收过多，会导致消化不良、睡觉不稳、经常爱哭闹等。另外，其他甜食也要少吃为好。

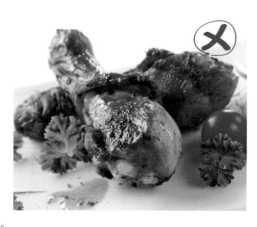

坐月子
第15天

哺乳妈妈要忌吃哪些食物?

一些食物或者药物中含有对新生宝宝不利的有害物质,这些物质很容易通过乳汁影响宝宝的健康。

★ **可乐等碳酸饮料**

碳酸饮料不仅会使哺乳妈妈体内的钙流失掉,它含有的咖啡因成分还会通过乳汁使宝宝烦躁不安。

★ **麦乳精、韭菜、麦芽**

麦乳精中的麦芽会抑制乳腺分泌乳汁,有回乳的作用,对宝宝健康不利。韭菜、麦芽这类食物会抑制乳汁分泌,导致母乳供给不足。

忌吃食物

★ **浓茶**

哺乳期间妈妈不能喝浓茶。因为茶中的鞣酸被胃黏膜吸收,进入血液循环后,会产生收敛的作用,从而抑制乳汁的分泌,造成乳汁分泌障碍。

★ **香烟**

香烟中的尼古丁通过乳汁被宝宝吸收,对宝宝的呼吸道有不良影响。同时,也要阻止新爸爸吸烟,最好能戒烟,以给宝宝创造良好的生活环境。

★ **药物**

对哺乳妈妈来说,虽然大部分药物在一般剂量下,都不会让宝宝受到影响。但仍建议哺乳妈妈在用药前,要主动告诉医生自己正在哺乳的情况,以便医生开出适合服用的药物。

另外,妈妈如果在喂哺宝宝母乳后服药,应在乳汁中的药物浓度达到最低时再喂哺宝宝,这样宝宝才会更加安全。

坐月子 第16天

坐月子时吃小米有什么好处?

　　小米的营养优于精面粉和大米,它保存了许多维生素和矿物质,其中的维生素 B₁ 含量是大米的数倍;矿物质含量也高于大米。小米具有防治消化不良、反胃、呕吐,以及健脾益胃的功效,可以使新妈妈虚寒的体质得到调养,帮助恢复体力,刺激肠蠕动,增进食欲。

　　要注意的是小米粥不宜太稀,在产后也不能完全以小米为主食,以免营养缺失,因为其蛋白质中的赖氨酸含量较低。

推荐食谱

鸡丝小米粥

原料:

　　嫩鸡 1 只,小米 80 克,盐、葱末各适量。

做法:

　　①将嫩鸡洗净,放入锅中,加入适量清水,大火煮沸后改小火煨至熟烂,捞出放凉后取肉撕成细条。

　　②将小米洗净,与鸡丝同煮,煮熟后加盐调味并撒上葱末即可。

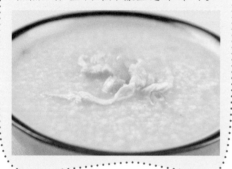

鲤鱼小米粥

原料:

　　鲤鱼 200 克,小米 30 克,盐少许。

做法:

　　将鲤鱼洗净取肉,与小米一起小火煮粥,煮至鱼肉与米烂熟后,放入少许盐调味即可。

鸡蛋红糖小米粥

原料:

　　小米 50 克,鸡蛋 2 个,红糖适量。

做法:

　　①将小米淘洗干净,然后在锅里加足量清水,烧开后加入小米。

　　②待水煮沸后改成小火熬煮,一直至煮成烂粥,再在烂粥里打入鸡蛋搅匀,稍煮,放入红糖即可。

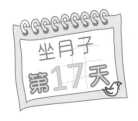

坐月子
第17天

奶水不足怎么办?

对于有些产后缺乳的妈妈，奶水不够宝宝吃怎么办？那就要催奶，催奶完全事在人为，如果妈妈坚持在饮食、生活上多加注意，一般都会有足够奶水的。

充足的休息，会促进乳汁分泌。生活要有规律、减少压力，对自己泌乳有信心，保持心情愉悦。不要焦躁，心情焦躁会影响乳汁分泌。也可以适当按摩乳房，促进乳房血液循环。

饮食方面，要充分摄取营养，多吃些富含蛋白质等各种营养的食物，比如鱼汤、猪蹄汤、小米粥、骨头汤等。

推荐食谱

木瓜鱼尾汤

原料：

木瓜 750 克，鲩鱼尾 600 克，盐、姜、植物油各适量。

做法：

①将木瓜去籽、去皮、切块；鲩鱼尾清理干净。

②起油锅，放入姜片，煎香鲩鱼尾。

③木瓜放入锅内，用 8 碗水煲沸，再舀起 2 碗开水倒入锅中，与已煎香的鱼尾同煮片刻。

④将鱼尾连汤倒回锅内，用小火煲 1 个小时，加盐调味，即可食用。

红枣煮猪蹄

原料：

猪蹄 500 克，红枣、花生仁各 30 克，姜片、葱段、花生油、盐、绍酒各适量。

做法：

①将猪蹄洗净剁成块；红枣、花生仁用水浸透。

②锅内加适量水，烧开，放猪蹄，汆净血水，倒出。

③将油倒入锅中，放入姜片、猪蹄，淋入绍酒爆炒片刻，加入适量水、红枣、花生仁、葱段，用中火煮至汤色变白，加盐调味即可。

坐月子

坐月子
第18天

特殊妈妈要退奶怎么办?

一些新妈妈因为工作等原因不能给宝宝哺乳,这时候需要吃一些退奶的食物来调节乳汁分泌,最常见安全的退奶食物有麦芽、韭菜等。

除了饮食退奶之外,新妈妈还可以自然回奶,逐渐减少喂哺乳汁的次数,缩短喂奶时间。比如:原来1天要喂哺宝宝8次,可逐渐减为6次、4次,其余的以婴儿配方奶粉代替,如此一来,乳汁分泌量自然就会减少。1个星期左右,奶就会退尽。

冰糖菊花麦芽饮

原料:

炒麦芽100克,菊花、冰糖各适量。

做法:

将麦芽加1000毫升水,煮20分钟,待温倒出,加冰糖和菊花,当茶饮。

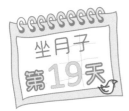
坐月子
第19天

恶露不尽怎么办?

产后恶露是新妈妈产后恢复的又一道坎,一般在产后3周就会消失。如果恶露反复不尽,要尽快去医院检查,生活和饮食方面也要注意。

★ **饮食调理**

产后恶露不尽的新妈妈,饮食以清淡、易消化为主,不要吃生冷、辛辣、油腻、不易消化食物,可多吃新鲜蔬菜。

气虚的孕妈妈,可喝一些鸡汤、桂圆汤等。血热的孕妈妈可适当吃一些梨、冬瓜、西瓜等。

★ **生活调理**

(1)保持室内空气流通,但同时要注意保暖,避免受寒。

(2)卧床休息静养,保持乐观向上的心态,保持心情舒畅。

(3)坚持哺乳,有利于子宫收缩和恶露的排出。

(4)保持阴部清洁,应勤换卫生巾,保持清爽,避免受感染。

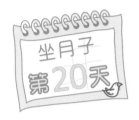

坐月子 第20天

产后抑郁怎么办？

有些新妈妈会随着宝宝的出生经历一段抑郁期，如莫名的哭泣或心绪欠佳等，通常需要几个月的时间才能恢复。

★ 产后要学会放松

（1）和新爸爸一起出去吃晚餐或看电影，使身心尽量得到放松。与其他新妈妈聊天，谈谈各自感受。

（2）不要给自己提过高的要求，降低对自己的期望值。

（3）在宝宝睡觉的时候让自己放松一下，找点其他感兴趣的事情做。

★ 缓解产后抑郁的食物

深海鱼

能够让人神清气爽、精神振奋，与抗抑郁类药物功效相似，能阻断神经传导路径，让人情绪高涨。深海鱼中还含有抗抑郁的色氨酸和微量元素硒，能缓解情绪，令人心情舒畅。

南瓜

南瓜富含维生素 B_6 和铁，能帮助身体所储存的血糖转化成葡萄糖。葡萄糖是大脑运转的唯一能量来源，能兴奋大脑，愉悦精神，对缓解产后抑郁有很好的作用。

黄豆

黄豆中含有大豆异黄酮，能及时补充产后激素的不足，预防产后抑郁症的发生。

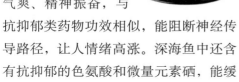

推荐食谱

蛋黄炒南瓜

原料：

南瓜100克，咸蛋黄4个，黄酒15毫升，盐、葱段、植物油各适量。

做法：

①将咸蛋黄和黄酒放入小碗中，放入蒸锅，大火蒸8分钟，取出后用小勺捣成糊状，将南瓜去皮去籽，切成手指粗的条。

②锅内放油烧热，爆香葱段，加入南瓜条煸炒2分钟。

③将蛋黄糊倒入锅中，放入盐调味，翻炒均匀即可。

坐月子

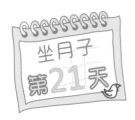

坐月子
第21天

产后失眠怎么办?

有不少的新妈妈在生完宝宝之后，会出现睡眠质量下降的现象。产后失眠不仅不利于妈妈的身体健康，而且对于新出生的宝宝也会造成一定的影响。因此，要及时采取一些措施，可以通过正确的饮食，以及健康的生活方式来缓解产后失眠。

★ 缓解产后失眠的食物

水果：苹果、香蕉、梨等水果，属碱性食物，有抗疲劳的作用。另外，可选莲子、酸枣、梅子、荔枝、桂圆、桑葚、葡萄、椰子、西瓜等B族维生素丰富的食物。

蔬菜：淮山、黄花菜等钙、镁、磷丰富的食物。

肉、蛋、奶：鹌鹑、猪心、黄鱼、青鱼、鲈鱼等卵磷脂、脑磷脂丰富的食物。

★ 缓解失眠的生活细节

（1）睡前半个小时听听柔和优美的音乐。

（2）如果躺下半个小时之内还没有睡着，可以起来做些别的事，如看看书，累了自然也就睡着了。

（3）养成良好的睡眠习惯，如早晨不要太贪睡。如果夜晚睡眠太困难，最好也不要进行午睡。

（4）如果失眠症状严重，经调节无效，则应及时求助医生。

推荐食谱

莲子百合红豆粥

原料：

红豆30克，百合10克，莲子20克，冰糖适量。

做法：

①将红豆、莲子、百合用水洗净，浸泡半个小时，备用。

②砂锅中加适量清水煮沸，放入莲子、百合、红豆，小火煮20分钟。

③放入冰糖，待其溶化，搅匀即可。

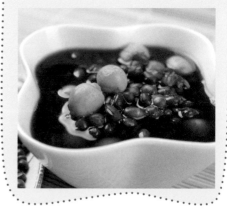

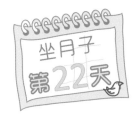

坐月子
第22天

产后上火怎么办?

产后新妈妈的身体比较虚弱，如果进补过度或者情绪上波动比较大，很容易上火，还可能会引发多种疾病。

★ 上火的常见症状

若有以下几种症状就提示你上火了：

（1）口干舌燥；

（2）舌尖发红；

（3）小便黄赤；

（4）失眠多梦；

（5）眼睛干涩，带血丝；

（6）情绪焦躁；

（7）口腔有异味；

（8）情绪急躁。

★ 如何预防和调养

（1）不要马上大补，尤其是不要大量吃大鱼大肉或者进食补益的中药。产后几天除了吃一些温补的粥汤以外，别忘了多吃蔬菜水果。

（2）调节好心情。家人要多多陪伴、安慰产后新妈妈。

（3）可以吃一些有清火作用的食物，如绿豆、芹菜、莲藕等，但是不要随便吃清火的药，以免通过乳汁影响到宝宝。

推荐食谱

海米芹菜

原料：

海米 20 克，芹菜 200 克，香油、酱油各适量。

做法：

①海米用温水浸泡 10~20 分钟备用。

②芹菜洗净留茎，切成段，用开水焯 2 分钟，捞出沥干。

③将海米撒在芹菜上，加香油、酱油拌匀即可。

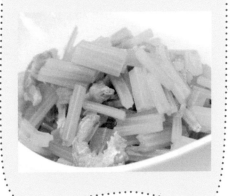

坐月子

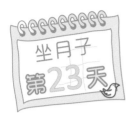

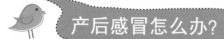

产后感冒怎么办？

产后新妈妈感冒后，必须注意补充水分，可以多喝白开水、姜糖水、冰糖梨水及各种新鲜果汁等；饮食要清淡、易消化，不吃辛辣刺激、油腻食物。必要时，可在医生的指导下，口服一些中成药。

发热的新妈妈必须卧床休息，及时进行物理降温；如果出现高热不退、咳嗽加重等症状，应尽早就医治疗。

下面几个小方法对缓解感冒有一定的效果，不妨一试。

1. 按摩风池穴。风池穴位于颈后，与耳垂下方平行，在颈后大筋的两侧。每次用拇指用力揉按 3 分钟左右，可以有效预防和缓解感冒症状。

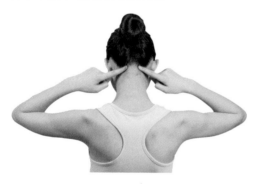

2. 感冒鼻子不通气，可在保温茶杯内倒入 42℃ 左右的热水，将口、鼻部放置在茶杯口，不断吸入热的水蒸气，每天 3 次，鼻塞即可有所缓解。

3. 感冒伴有咳嗽者，可用鸡蛋 1 个打匀，加入少量白糖及姜汁，用半杯开水冲服 2~3 次，即可辅助止咳。

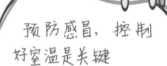

预防感冒，控制好室温是关键

新妈妈要预防感冒，在坐月子期间要注意控制室内温度，同时，做好房间通风。室内的温度最好保持在 20~24℃，室内的空气湿度应保持在 55%~65%，避免温差过大引起感冒。同时坚持每天开窗通风 2~3 次，每次 20~30 分钟，减少空气中病原微生物的滋生，避免感染病菌。

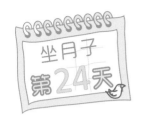

坐月子
第24天

产后腰背痛怎么办?

产后腰背痛是常见的现象,有些新妈妈经常会忽视这个问题,结果落下"病根",导致各种腰部疾病,那么怎样避免或尽量减少腰背部疼痛呢?

★ **怎样预防产后腰背痛**

(1)培养好的生活习惯,注意平时的坐姿、站姿是否科学、是否舒适,同时一定要运动。

(2)尽量避免弯腰的姿势,或者不要长期弯腰。

(3)坐着的时候尽量背部靠着椅子背,最好有一个小枕头靠在腰后,这样背部就能维持正常的弯曲度。

(4)如果总是很僵硬地抱宝宝,背部就处于僵硬的状态,并且会有疼痛感。所以要轻松自然地抱着宝宝散步或喂奶。

(5)换尿布时要注意背部的保护。比如通常是把宝宝放在床上,床是比较矮的,要弯腰弯得比较低来换尿布,这样反复对腰背有不利影响。

★ **穴位按摩止腰痛**

中医认为,产后腰痛跟肾虚有关,按揉肾俞穴可以有效缓解产后腰痛。肾俞穴位于背后中线第 2 腰椎棘突下旁开1.5 寸处。可用叉腰的姿势用拇指揉按,也可让家人帮忙,每天睡前揉按 5~10分钟。

★ **怎样缓解产后腰背痛**

产后出现背部等肌肉的酸痛,可以用热敷、按摩或浸泡热水澡的方式来治疗。这些方法可以促进血液循环,使肌肉松弛,并减轻疼痛和疲劳。

如果腰背痛情况较严重或发展为持续性疼痛,那么就要及时就医,尽早治疗。否则会演变成慢性疾病,最终使疼痛长期伴随。

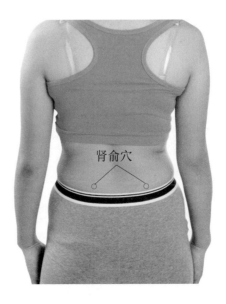

肾俞穴

坐月子

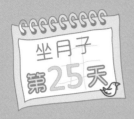

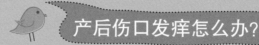

产后伤口发痒怎么办？

剖宫产后，许多新妈妈们会出现伤口痒的情况，既然不能抓挠，许多人不禁要问，剖宫产后伤口痒怎么办？

★ 伤口为什么会痒

一般来说，剖宫产后出现伤口痒属于正常的生理现象。新生的血管和神经都要长出结缔组织，这些新生的血管和神经特别密集，挤在一起，而且容易受到刺激，又因为神经非常敏感，一旦刺激就会产生瘙痒的感觉。一般来说，在神经快长好的时候，也就是伤口快长好的时候才会痒。

★ 如何应对伤口痒

（1）手术后伤口的痂不要过早地揭除，过早硬行揭痂会把尚停留在修复阶段的表皮细胞带走，甚至撕脱真皮组织，并刺激伤口出现刺痒。

（2）涂抹一些外用药，如氟轻松、曲安西龙、地塞米松等可止痒。

（3）避免阳光照射，防止紫外线刺激形成色素沉着。

（4）改善饮食，多吃水果、鸡蛋、瘦肉、肉皮等富含维生素 C、维生素 E 以及人体必需氨基酸的食物。这些食物能够促进血液循环，改善表皮代谢功能。切忌吃辣椒、葱、大蒜等刺激性食物。

（5）保持疤痕处的清洁卫生，及时擦去汗液，不要用手搔抓、用衣服摩擦疤痕或用水烫洗的方法止痒，以免加剧局部刺激，增强结缔组织的炎性反应，而引起进一步刺痒。

★ 发生异常情况及时就医

如果伤口红肿、发炎、变硬、不愈合或流脓流血，流出的血气味难闻，应及时到医院进行诊治。

取一片（约20克）鲜芦荟，去皮后捣成糊状，敷在伤口上，能够起到很好的止痒效果，还有促进伤口愈合和淡化疤痕的功效。也可以直接用纯天然的芦荟软膏。

坐月子
第26天

产后脱发怎么办?

新妈妈会发现,生过宝宝之后居然开始掉头发了,这就是人们所常说的产后脱发,那遇到产后脱发后应该怎么办呢?

★ **日常护理**

(1)放松心情,避免精神过度紧张,紧张的情绪只会加重脱发的程度。在哺乳期一定要保持心情舒畅,要知道,产后脱发是一个暂时的过程,要对自己有信心,鼓励自己,很快就会长出一如以往的秀发。

(2)选用性质较温和的、适合自己的洗发用品,定期清洗头发。同时经常使用牛角梳梳头,或者每天用手指指腹有节奏地按摩、刺激头皮,可以促进头皮的血液循环,有利于头发的新陈代谢。

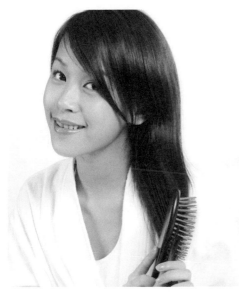

★ **饮食护理**

多吃蔬菜和水果

如果是长期过量食用糖类、脂肪类食物的女性,也会造成掉发。应多吃蔬菜和水果等碱性食物。

补充植物蛋白

头发中缺少蛋氨酸、胱氨酸等都会引起掉发。因此对于这类掉发的新妈妈,在日常的饮食中不妨多吃一些含有蛋氨酸的食物,比如黄豆、黑芝麻、玉米等。

补充维生素 E

要防止掉发,维生素 E 的补充不能少,它具有延缓头发衰老,促进毛母细胞分裂的功效。除此之外,还能促进头发的生长,因此可以多吃些鲜莴笋、卷心菜、黑芝麻等富含维生素 E 的食物。

补充铁质

有 30% 的产后脱发是缺铁导致的,因此可通过多吃一些含铁的食物来解决脱发问题。常见的含铁量比较丰富的食物有黄豆、黑豆、蛋类、带鱼、虾、花生、菠菜、鲤鱼、香蕉、胡萝卜、马铃薯等。

坐月子

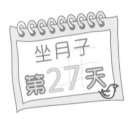

坐月子 第27天

产后食欲不振怎么办?

产妇刚生产完的第1周,由于黄体素下降的缘故,都会有不错的胃口。但是有些妈妈却因为照顾宝宝的压力、睡眠不足、情绪激动、担心身材等因素,而出现食欲不振的现象。那么产后妈妈没有食欲该怎么办呢?

★ **合理搭配**

饮食应该多样化,最好是荤素菜搭配食用,粗细粮搭配,植物蛋白和动物蛋白混着吃。食物之间同类交换,以刺激妈妈的食欲。

★ **清淡的汤、面**

食欲不振的新妈妈大多是因消化功能减弱导致的,因此可以喝一些清淡易消化的汤类。汤类中含有易于人体吸收的蛋白质以及矿物质,并且能刺激胃液分泌,提高食欲。

★ **忌重口味食物**

不要用吃咸、吃辣等重口味的方式来刺激食欲,这样会影响到乳汁的质量,同时也不利于身体恢复。

推荐食谱

香菇鸡汤面

原料:

细面条200克,鸡胸脯肉100克,胡萝卜1个,香菇3朵,鸡汤、酱油、盐、葱花、植物油各适量。

做法:

①将鸡胸脯肉洗净,放入温水锅中,加盐略煮熟,盛出。在另一个锅中把水煮开,加盐,入面条煮熟。

②将胡萝卜去皮,洗净,切片,放入过滤过的鸡汤中煮熟,加盐和酱油调味;香菇入油锅略煎(每一面各煎几分钟)。

③将煮熟的面条盛入碗中,把胡萝卜片和切成片的鸡胸脯肉摆在面条上,淋上热鸡汤,再撒上葱花和煎好的香菇即可。

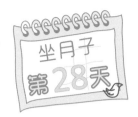

产后便秘怎么办？

产后大多数妈妈都会产生排便困难，加上坐月子吃了大量含蛋白质、脂肪较多的精细食物，更加重了便秘的痛苦，因此要在生活和饮食上多下点工夫。

★ 调整生活习惯

养成定时排便的习惯；戒烟酒；避免滥用药。有便意时需及时排便，避免抑制排便。长期、反复抑制排便可导致排便反射阈值升高、便意消失，导致便秘。

★ 调整饮食习惯

补充水分：多饮水，建议每天饮水可在 1500 毫升以上，使肠道保持足够的水分，有利粪便排出。

高纤维饮食：膳食纤维本身不被吸收，能吸附肠腔水分从而增加粪便体积，刺激结肠，增强肠蠕动。含膳食纤维丰富的食物有麦麸、糙米、蔬菜、含果胶丰富的水果等。但需要注意，不能吃没熟的水果，未熟的水果含鞣酸多，反而会加重便秘。

增加脂肪供给：适当增加高脂肪食物的摄入。植物油能直接润肠，且其分解产物脂肪酸有刺激肠蠕动作用；干果的果仁，如核桃仁、松子仁、各种瓜子仁、杏仁、桃仁等，含有大量的油脂，具有润滑肠道、通便的作用。

供给足量 B 族维生素：B 族维生素可促进消化液分泌，维持和促进肠道蠕动，有利于排便。富含 B 族维生素的食物如粗粮、酵母、豆类及其制品等。

推荐食谱

百合炒莴笋

原料：

鲜百合 50 克，莴笋 200 克，红甜椒 50 克，盐、食用油各适量。

做法：

①百合洗净；莴笋去皮洗净切片；红甜椒洗净切块备用。

②锅内加油烧热，放入除盐以外的所有材料，以大火爆炒 3 分钟，加盐调味即可出锅。

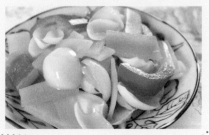

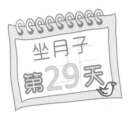

怎样保护好乳房健康?

产后乳房护理是一件非常重要的事情，不可以掉以轻心。正确的乳房护理可以增进妈妈的舒适感，使乳腺管通畅，减轻胀奶，促进乳汁分泌；同时还可以健美乳房，防止下垂，也可以预防宝宝发生感染而腹泻。

★ 正确的哺乳姿势

正确的哺乳姿势不仅可以让宝宝吸奶更舒适，也可以避免妈妈的乳房受到伤害。

★ 保持乳房清洁

每次哺乳前用棉布蘸温水清洁乳房。另外，每天清洗乳房 1~2 次，可用清洁的植物油涂在乳头上，等乳头的垢痂变软后，用碱性小的温肥皂水清洗；再用温水擦洗乳房、乳头及乳晕。

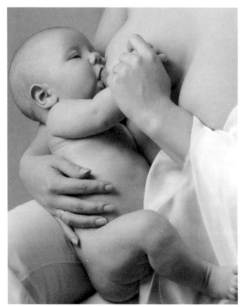

★ 饮食上的调养

除了多吃一些有利泌乳的食物，如木瓜、丝瓜、鲫鱼等食物以外，也要多吃一些丰富的蔬菜和水果，全面获得营养素，可有效预防产后乳房下垂。

★ 进行乳房按摩

可在每晚临睡前或起床前对乳房进行按摩。具体方法为将一只手除拇指外的其余四指并拢，放在对侧乳房上，以乳头为中心，顺时针由乳房外缘向内侧推行、按摩，每次 10~15 分钟。

★ 用吸奶器吸掉多余的奶水

奶水过于丰富或者因为特殊原因无法哺乳的妈妈，应该定时用吸奶器吸出多余的奶水，这样不仅可以防止乳房下垂，还能预防多种与乳房相关的疾病。

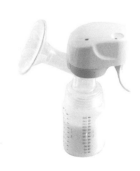

怎样恢复好身材?

很多爱美的妈妈一生完孩子就想着如何减重瘦身,其实坐月子期间我们不建议通过节食和大量运动来减重。但是可以通过调节饮食结构来为将来减重打好基础。

★饮食上的调节

(1)多吃鱼少吃肉:鲜鱼,尤其是白色肉质的鲜鱼,脂肪含量比其他肉类都低,且几乎不含胆固醇。

(2)零食以水果为主:如果有想吃零食的念头,就选一些水果和可生食的瓜菜来吃,比如说黄瓜、西红柿、苹果等。

(3)多吃菜少吃饭:人主要的热量来源还是米饭,所以胃口比较好的妈妈月子期间可以多吃一些菜,定量吃饭。

★运动上的调节

不要急于通过做一些减肥操、跑步、骑车之类的比较激烈的运动来减重。坐月子期间最适合的运动就是散步,在天气允许的情况下每天坚持散步2个小时以上,可以起到控制体重,帮助身材快速恢复的效果。

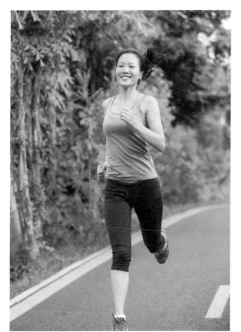

产后2个月后再瘦身

为了新妈妈和新生宝宝的健康着想,新妈妈的减肥计划还是从宝宝出生后2个月以后再开始吧。之前的这段时间还是应该以恢复身体功能、保证母乳质量为主,切勿因小失大。

坐月子

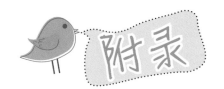

孕期检查全知道

一般来说，在整个孕期，从怀孕12周开始一直到28周以前，孕妈妈应该每个月接受一次检查；从28周开始到36周则每2周检查一次；而36周以后一直到分娩应该每周检查一次。但是对于35岁以上或者存在健康问题的高风险（如患有妊娠糖尿病或妊娠高血压综合征）孕妈妈，医生会要求您接受更频繁的检查。

★怀孕期间的主要检查项目

体重

体重检查也属于例行孕期检查的项目。如果休重增长过快，医生就会给孕妈妈们开出合适的增强运动、控制饮食的方案。当然如果体重增长过慢，医生也会建议孕妈妈多补充些营养，让腹中胎宝宝顺利成长。

腹围

胎宝宝在子宫内孕育长大，孕妈妈最明显的变化就是肚子在一天天变大。到了孕中后期，随着孕妈妈体重与胎宝宝的成长，腹围会有很大的变化。孕妈妈做产前检查测量腹围，可以方便医生估测胎宝宝在宫内发育情况，可以预知胎宝宝是否发育迟缓或为巨大儿。

胎心、胎动

传统检测胎心、胎动的方式多是使用听筒，而现在多普勒胎心仪检查已经普及。孕28周后，每天至少1次数胎动，让胎宝宝和孕妈妈在孕期就能开始交流。

唐氏筛查

唐氏筛查就是通过血液可以做的一项检查，也属于孕期检查项目。根据人种、孕妈妈的年龄等，所推算出的唐氏比例也是不一样的。

B超

每个孕妈妈在整个孕期至少会接受3次B超，大约分别在12周后、24或25周、36周后。在孕后期，B超能大致估算出胎宝宝的重量范围，也能了解到宫内的情况，以便医生和孕妈妈决定分娩的方式。

宫底高度

宫底高度的检测也孕妈妈每次体检时会做的，医生的做法是竖直测量宫底高度，这也是测量胎宝宝生长情况的一个标准。孕妈妈通常自己测不到或测不准宫底高度，而需要借助医生的专业手法。

★检查项目及时间表

检查次数	检查时间	检查项目	贴心提示
第1次	怀孕第12周	建立妊娠期保健手册、确定孕周、推算预产期、评估妊娠期高危因素、血压、体重指数、胎心率、血常规、尿常规、血型、空腹血糖、肝功能和肾功能、乙型肝炎病毒表面抗原、梅毒螺旋体、HIV筛查、心电图。	第1次产检做的检查项目相对较多，这是为了全面检查孕妈妈的健康情况。要带上准爸爸一起检查，因为要了解你和他的直系亲属及家族成员的健康情况。
第2次	怀孕第16周	分析首次产前检查的结果、血压、体重、宫底高度、腹围、胎心率、孕中期唐氏血液筛查（15~20周）。	第2次产检，最重要的项目是唐氏筛查。做唐氏筛查时，检查前一天晚上12点以后禁食食物和水，第二天早上空腹到医院进行检查。最好在检查前向医生咨询是否有其他需要准备的事项。
第3次	怀孕第20周	血压、体重、宫底高度、腹围、胎心率、B超胎宝宝畸形筛查（18~24周）、血常规、尿常规。	第3次产检项目中最重要的是B超筛查胎宝宝畸形，看胎宝宝外观发育上是否有较大问题。医生会仔细量胎宝宝的头围、腹围、看大腿骨长度及检视脊柱是否有先天性异常。 如果准妈妈照的是四维彩超，还可以看到宝宝的实时面部表情。 照彩超之前，准妈妈要做的是保持平和的心态，如果过于紧张是会影响胎宝宝活动的。

检查次数	检查时间	检查项目	贴心提示
第4次	怀孕第24周	血压、体重、宫底高度、腹围、胎心率、糖耐量筛查（口服葡萄糖耐量试验）、血常规、尿常规。	第4次产检，最重要的项目是进行妊娠糖尿病的筛检——糖耐量筛查。做糖耐量筛查前一天晚上8点以后不要进食，水也少喝。喝糖水的时候不要太快，慢慢喝，一点一点地喝，要在3~5分钟之内喝完。喝完后最好多走动，这样1个小时内能量会有所消耗，会帮助降低血糖浓度。
第5次	怀孕第28周	血压、体重、宫底高度、腹围、胎心率、产科B超检查、血常规、尿常规。	这段时期贫血发生率增加，孕妈妈务必做贫血检查，若发现贫血要在分娩前治愈。从怀孕28周开始，产检变为每2周1次，第5次和第6次产检都是常规项目的检查。
第6次	怀孕第30周	血压、体重、宫底高度、腹围、胎心率、血常规、尿常规。	这周的产检是进行常规的产检项目，准妈妈要注意每天都要自数胎动，发现异常就应该马上就医。
第7次	怀孕第32周	血压、体重、宫底高度、腹围、胎心率、胎位、血常规、尿常规、胎心监护。	一般从32周起，产检项目会加上胎心监护。你可以选择一个舒服的姿势进行监护，避免平卧位。如果做监护的过程中胎宝宝不愿意动，极有可能胎宝宝是睡着了，可以轻轻摇晃你的腹部把胎宝宝唤醒。
第8次	怀孕第34周	血压、体重、宫底高度、腹围、胎心率、胎位、血常规、尿常规、胎心监护。	第8次产检，除了常规产检项目外，孕妈妈都需要做胎心监护了。做胎心监护前，你应该尽量多走动，或吃些点心，让宝宝活动起来。

检查次数	检查时间	检查项目	贴心提示
第9次	怀孕 第36周	血压、体重、宫底高度、腹围、胎心率、胎位、血常规、尿常规、产科B超检查。	这次产检，孕妈妈需要做一次详细的超声波检查，包括胎宝宝双顶径大小、胎盘功能分级、羊水量等。医生将凭此评估胎宝宝当时的体重及发育状况，并预估胎宝宝至足月生产时的重量。一旦发现胎宝宝体重不足，孕妈妈就应多补充一些营养物质。
第10次	怀孕 第37周	血压、体重、宫底高度、腹围、胎心率、胎位、宫颈检查（Bishop评分）、血常规、尿常规、胎心监护、胎位检查。	孕晚期产检,除了胎心监护外，医生还会对你进行胎位检查，确认胎位以确定你可以自然分娩或是手术助产。
第11次	怀孕 第38周	血压、体重、宫底高度、腹围、胎心率、胎位、血常规、尿常规、宫颈检查（Bishop评分）、胎心监护。	这次产检，孕妈妈除了进行常规的产检项目和胎心监护外，医生会帮孕妈妈检查骨盆等综合情况，以决定分娩方式。
第12次	怀孕 第39周	血压、体重、宫底高度、腹围、胎心率、胎位、宫颈检查（Bishop评分）、血常规、尿常规、胎心监护。	差不多到预产期了，此阶段的产检仍是以常规检查和胎心监护为主。不过，最重要的还是孕妈妈养成每天自行检测胎动的习惯。
第13次	怀孕 第40周	血压、体重、宫底高度、腹围、胎心率、胎位、宫颈检查（Bishop评分）、血常规、尿常规、胎心监护。	到了预产期，这时候的产检除了一些常规检查外，最重要的就是胎心监护，保证胎宝宝和孕妈妈的安全。

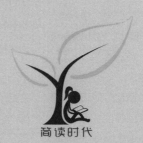

简读时代

阅读让生活更简单　我们让阅读更简单